最新医学からの検証

うつと発達障害

岩波 明

青春新書
INTELLIGENCE

はじめに

ここ数年で、「発達障害」という言葉がスターダムを駆け上がりました。

これまであまり知られていなかった「大人の発達障害」の当事者、あるいは「発達障害の疑いあり」とされる「グレーゾーン」の人たちの声が世間に広く届けられ、「発達障害ブーム」の様相を呈しています。

また、発達障害といえば「空気を読めない」「他人の気持ちがわからない」といったイメージも定着しました。そのために「自分も発達障害かもしれない」と疑って、私たち専門医の診察を受ける人が増えています。

しかし、発達障害に関する正しい理解が進んでいくのは、これからです。まだまだ多くの誤解があるのです。

例えば、「空気を読めない」「人の気持ちがわからない」だけが、発達障害の症状ではありません。

ADHD（注意欠如多動性障害）の人には「不注意」の傾向があります。そのために、

「羽田空港に行くはずが、成田空港に向かってしまう」

など、普通では考えられないようなうっかりミスを繰り返します。

「物忘れ」も、ADHDに頻繁に見られる症状です。ADHDの人は、数秒間だけ保持される一時的な記憶、「短期記憶」が得意ではないのです。

そのせいで、

「メモを見て注意しながらやっても、電話番号を打ち間違える」

「仕事を頼まれて、『はい』と返事をした数秒後には頭から抜けてしまい、上司に叱られる」

といったことが起こります。

一方、ASD（自閉症スペクトラム障害）の人は「人の気持ちがわからない」とされていますが、わかろうと思っているのにわからないのではなく、そもそも人に対する関心が薄いのです。

そのため、「人の顔をあまり覚えない」という傾向もあります。

中学で3年間同じクラスだった同級生に、卒業式で「お前、誰だっけ？」と尋ねて唖然とされることもあります。

さらに、「発達障害」というのはひとつの病気の名前だと思われている方が多いようですが、実際は違います。

発達障害とは、ADHD（注意欠如多動性障害）、ASD（自閉症スペクトラム障害）、LD（限局性学習障害）など、いくつかの疾患を含む総称です。

また、発達障害に先行して社会問題化していた「うつ病」も、発達障害との関連が指摘されています。

うつと診断されて何年も薬を飲んでいるのに症状がよくならず、別の医師を受診したら発達障害がベースにあることがわかった、といったケースがたくさん報告されています。

うつ状態がみられるのは、うつ病だけではありません。発達障害の他にも、糖尿病などの身体疾患がベースにある場合、二次的な症状としてうつ状態をもたらすことは、よく知られています。

うつ病の「常識」も、書き換えられつつあります。

以前は「うつの人に『がんばれ』と言ってはいけない」ということが金科玉条のように言われていましたが、最近は変わりつつあります。

また、「うつは完全に治る病気」と言われていましたが、これにも疑問が表されています。

それぞれの疾患についてお話しするさいに、専門医として指摘しなければならないことがあります。

それは、うつや発達障害をはじめとする精神疾患には、残念ながら「誤診」が多いことです。

例えば、ＡＤＨＤの人がＡＳＤと診断されてしまうというケースがよくあります。

なぜでしょうか。

実はこれまで発達障害を専門にしている医師の多くは、もともと自閉症やアスペルガー症候群などのＡＳＤを専門にしています。そのためにある種のバイアスがかかってしまい、診断がＡＳＤ寄りになる傾向がいまだにあるのが現状です。

しかし実際は、「アスペルガー症候群」を含むＡＳＤよりもＡＤＨＤの人のほうが、はるかに症例が多いのです。

また、本文でも触れますが、そもそも「発達障害か、そうでないか」についても、白黒はっきりつけるのは困難なことがあります。

本書では3つの「セルフチェック（自己診断リスト）」を紹介しています。先にふれたようなバイアスはかからないため、おおよその目安になりますのでご活用ください（しかし、本文でもふれますが、あくまでも目安です。正確な診断には、より多くの情報と、信頼できる専門医による十分な診察が欠かせません）。

発達障害やうつ病においては、偏ったイメージや誤解がまかり通っています。病気の当事者の方、ご家族、あるいは職場で当事者と関わりのある方などに、正しい知識をお伝えすることが本書の目的です。

わかりやすくお伝えするために、Q＆A形式で構成しました。

ご活用いただければ幸いです。

令和元年　初夏

岩波　明

セルフチェック①

ADHD（注意欠如多動性障害）

成人期のADHDの自己記入式症状チェックリスト（ASRS-v1.1）

氏名		日付	

パートAおよびBのすべての質問に答えてください。過去6カ月間におけるあなたの感じ方や行動を最もよく表す欄にチェック印を付けてください。医師に面談する際にこれを持参し、回答結果について相談してください。

		全くない	めったにない	時々	頻繁	非常に頻繁
パートA	1 物事を行なうにあたって、難所は乗り越えたのに、詰めが甘くて仕上げるのが困難だったことが、どのくらいの頻度でありますか。					
	2 計画性を要する作業を行なう際に、作業を順序だてるのが困難だったことが、どのくらいの頻度でありますか。					
	3 約束や、しなければならない用事を忘れたことが、どのくらいの頻度でありますか。					
	4 じっくりと考える必要のある課題に取り掛かるのを避けたり、遅らせたりすることが、どのくらいの頻度でありますか。					
	5 長時間座っていなければならない時に、手足をそわそわと動かしたり、もぞもぞしたりすることが、どのくらいの頻度でありますか。					
	6 まるで何かに駆り立てられるかのように過度に活動的になったり、何かせずにいられなくなることが、どのくらいの頻度でありますか。					
	7 つまらない、あるいは難しい仕事をする際に、不注意な間違いをすることが、どのくらいの頻度でありますか。					

パートB					
8 つまらない、あるいは単調な作業をする際に、注意を集中し続けることが困難なことが、どのくらいの頻度でありますか。					
9 直接話しかけられているにもかかわらず、話に注意を払うことが困難なことは、どのくらいの頻度でありますか。					
10 家や職場に物を置き忘れたり、物をどこに置いたかわからなくなって探すのに苦労したことが、どのくらいの頻度でありますか。					
11 外からの刺激や雑音で気が散ってしまうことが、どのくらいの頻度でありますか。					
12 会議などの着席していなければならない状況で、席を離れてしまうことが、どのくらいの頻度でありますか。					
13 落ち着かない、あるいはソワソワした感じが、どのくらいの頻度でありますか。					
14 時間に余裕があっても、一息ついたり、ゆったりとくつろぐことが困難なことが、どのくらいの頻度でありますか。					
15 社交的な場面でしゃべりすぎてしまうことが、どのくらいの頻度でありますか。					
16 会話を交わしている相手が話し終える前に会話をさえぎってしまったことが、どのくらいの頻度でありますか。					
17 順番待ちしなければならない場合に、順番を待つことが困難なことが、どのくらいの頻度でありますか。					
18 忙しくしている人の邪魔をしてしまうことが、どのくらいの頻度でありますか。					

パートAの色がついている部分に4つ以上のチェックがついている場合、ADHDの症状を持っている可能性が考えられます。※なお、このリストはあくまでも目安です。正式な診断のためには、必ず医療機関を受診してください(パートBの結果は、医師にとって役立つ情報となります)。

セルフチェック②

ＡＳＤ（自閉症スペクトラム障害）

成人期のＡＳＤの自己記入式症状チェックリスト（RAADS-14 日本語版）

氏名	
日付	

	以下の14問の質問において、次のなかから自分について最も適当な答えを選んで下さい。	① 現在においても、過去(16歳以下)においても、あてはまる	② 現在においてのみ、あてはまる	③ 過去(16歳以下)においてのみ、あてはまる	④ 現在も過去も、あてはまらない
1	他の人と話をしている時に、他の人が感じていることを理解するのは難しい				
2	他の人が気にしないような普通の感触のものが肌に触れると、とても不快になることがある				
3	集団で働いたり、活動をしたりすることはとても難しい				
4	他の人が自分に期待したり、望んでいることを理解するのは難しい				
5	社交的な場面で、どのように振る舞えばよいのかわからないことがよくある				
6	他の人と雑談やおしゃべりをすることができる				

7	自分の感覚に圧倒されてしまう時は、落ち着くために一人になる必要がある				
8	どのように友達を作るのかや、人と社交的に付き合うのかは、自分にとって謎である				
9	誰かと話をしている時に、自分が話をする番なのか、話を聞く番なのかがわからないことが多い				
10	煩わしい音(掃除機の音、人の大声や過度なおしゃべりなど)をさえぎるため、両耳をふさがないといけないことが時々ある				
11	他の人と話をしている時に、相手の表情を読んだり、手や体の仕草の意味を理解することが、とても難しいことがある				
12	全体像よりも細部に注目する				
13	言葉通りに受け取りすぎて、他の人が意図していることに気がつかないことが多い				
14	突然、(物事が)自分の思い通りのやり方でなくなると、非常に動揺してしまう				

①を3点、②を2点、③を1点、④をゼロ点として、合計点を出してください。ただし6問目は、①をゼロ点、②を1点、③を2点、④を3点としてください。6問目をのぞく13問がすべて①で、なおかつ6問目が④の場合、42点になります。

14点以上の場合、なんらかの発達障害の症状を持っている可能性が考えられます。

25点以上の場合、ASDの可能性が大きいと考えられます。

※なお、このリストはあくまでも目安です。正式な診断のためには、必ず医療機関を受診してください。

セルフチェック③ うつ

簡易抑うつ症状尺度（QIDS-J）

氏名		日付	

設問ごとに、あてはまるもの、近いものをひとつ選択してください。

設問1 寝つき

① □ 問題ない(または、寝つくのに30分以上かかったことは一度もない)。
② □ 寝つくのに30分以上かかったこともあるが、1週間の半分以下である。
③ □ 寝つくのに30分以上かかったことが、週の半分以上ある。
④ □ 寝つくのに60分以上かかったことが、(1週間の)半分以上ある。

設問2 夜間の睡眠

① □ 問題ない(夜間に目が覚めたことはない)。
② □ 落ち着かない、浅い眠りで、何回か短く目が覚めたことがある。
③ □ 毎晩少なくとも1回は目が覚めるが、難なくまた眠ることができる。
④ □ 毎晩1回以上目が覚め、そのまま20分以上眠れないことが、(1週間の)半分以上ある。

設問3　早く目が覚めすぎる

①□問題ない（または、ほとんどの場合、目が覚めるのは、起きなくてはいけない時間の、せいぜい30分前である）。

②□週の半分以上、起きなくてはならない時間より30分以上早く目が覚める。

③□ほとんどいつも、起きなくてはならない時間より1時間早く目が覚めてしまうが、最終的にはまた眠ることができる。

④□起きなくてはならない時間よりも1時間以上早く起きてしまい、もう一度眠ることができない。

設問4　眠りすぎる

①□問題ない（夜間、眠りすぎることはなく、日中に昼寝をすることもない）。

②□24時間のうち、眠っている時間は、昼寝を含めて10時間ほどである。

③□24時間のうち、眠っている時間は、昼寝を含めて12時間ほどである。

④□24時間のうち、昼寝を含めて12時間以上眠っている。

設問5　悲しい気持ち

①□悲しいとは思わない。

②□悲しいと思うことは、半分以下の時間である。

③□悲しいと思うことが半分以上の時間ある。

④□ほとんどすべての時間、悲しいと感じている。

設問6　食欲低下

① □ 普段の食欲と変わらない、または、食欲が増えた。
② □ 普段よりいくぶん食べる回数が少ないか、量が少ない。
③ □ 普段よりかなり食べる量が少なく、食べるよう努めないといけない。
④ □ まる1日(24時間)ほとんどものを食べず、食べるのは極めて強く食べようと努めたり、誰かに食べるよう説得された時だけである。

設問7　食欲増進

① □ 普段の食欲と変わらない、または、食欲が減った。
② □ 普段より頻回に食べないといけないように感じる。
③ □ 普段とくらべて、常に食べる回数が多かったり、量が多かったりする。
④ □ 食事の時も、食事と食事の間も、食べすぎる衝動にかられている。

設問8　体重減少(最近2週間で)

① □ 体重は変わっていない、または、体重は増えた。
② □ 少し体重が減った気がする。
③ □ 1キロ以上やせた。
④ □ 2キロ以上やせた。

設問9　体重増加（最近2週間で）

①□体重は変わっていない、または、体重は減った。
②□少し体重が増えた気がする。
③□1キロ以上太った。
④□2キロ以上太った。

設問10　集中力／決断

①□集中力や決断力は普段と変わりない。
②□ときどき決断しづらくなっているように感じたり、注意が散漫になるように感じる。
③□ほとんどの時間、注意を集中したり、決断を下すのに苦労する。
④□ものを読むことも十分にできなかったり、小さなことですら決断できないほど集中力が落ちている。

設問11　自分についての見方

①□自分のことを、他の人と同じくらい価値があって、援助に値する人間だと思う。
②□普段よりも自分を責めがちである。
③□自分が他の人に迷惑をかけていると、かなり信じている。
④□自分の大小の欠陥について、ほとんど常に考えている。

設問12 **死や自殺についての考え**

①□死や自殺について考えることはない。
②□人生が空っぽに感じ、生きている価値があるかどうか疑問に思う。
③□自殺や死について、1週間に数回、数分間にわたって考えることがある。
④□自殺や死について1日に何回か細部にわたって考える、または、具体的な自殺の計画を立てたり、実際に死のうとしたりしたことがあった。

設問13 **一般的な興味**

①□他人のことやいろいろな活動についての興味は普段と変わらない。
②□人々や活動について、普段より興味が薄れていると感じる。
③□以前好んでいた活動のうち、一つか二つのことにしか興味がなくなっていると感じる。
④□以前好んでいた活動に、ほとんどまったく興味がなくなっている。

設問14 **エネルギーのレベル**

①□普段のエネルギーのレベルと変わりない。
②□普段よりも疲れやすい。
③□普段の日常の活動(例えば、買い物、宿題、料理、出勤など)をやり始めたり、やりとげるのに、大きな努力が必要である。
④□ただエネルギーがないという理由だけで、日常の活動のほとんどが実行できない。

設問15 動きが遅くなった気がする

①□普段どおりの速さで考えたり、話したり、動いたりしている。
②□頭の働きが遅くなっていたり、声が単調で平坦に感じる。
③□ほとんどの質問に答えるのに何秒かかかり、考えが遅くなっているのがわかる。
④□最大の努力をしないと、質問に答えられないことがしばしばである。

設問16 落ち着かない

①□落ち着かない気持ちはない。
②□しばしばそわそわしていて、手をもんだり、座り直したりせずにはいられない。
③□動き回りたい衝動があって、かなり落ち着かない。
④□ときどき、座っていられなくて歩き回らずにはいられないことがある。

採点の方法

それぞれの設問について、①をゼロ点、②を1点、③を2点、④を3点として左の表に記入してください。

	設問	選択したもの	点数
睡眠	1		点
	2		
	3		
	4		
	5		点
食欲／体重	6		点
	7		
	8		
	9		
	10		点
	11		点
	12		点
	13		点
	14		点
精神運動状態	15		点
	16		
	合計		点

睡眠に関する項目(設問1～4)、食欲／体重に関する項目(設問6～9)、精神運動状態に関する2項目(設問15、16)は、それぞれの項目で最も点数が高いものを1つだけ選んで点数化します。

それ以外の項目(設問5、10、11、12、13、14)は、それぞれの点数を書き出します。

うつ病の重症度は、睡眠、食欲／体重、精神運動、その他6項目を合わせて9項目の合計点数(0点から27点)で評価します。

原版QIDSでは、点数と重症度は左記のようになっています。

0点～5点	正常
6点～10点	軽度
11点～15点	中等度
16点～20点	重度
21点～27点	きわめて重度

6点以上の場合にはうつ病の可能性がありますので、まず医療機関に相談してください。

※なお、このリストはあくまでも目安です。正式な診断のためには、必ず医療機関を受診してください。

目次

2章 日本に400万人以上いる「ADHD」の誤解と真実
——なぜ人間関係が長続きしないのか

3章　「アスペルガー」はもう古い？「ASD」の誤解と真実
――なぜ空気が読めないのか

4章 「うつの人に『がんばれ』はNG」は本当か

――「知らなかった」ではすまない「うつ」の新常識

5章 「パニック障害」について正しく知る
――なぜ10代後半〜20代に初発するケースが多いのか

1章

「うつのはずが発達障害だった」はなぜ起きる？

——今さら聞けない「発達障害」の新常識

「あの人、アスペだから」は正しい？

このような発言はよく聞きますが、人付き合いが苦手だったり場にそぐわない発言をしがちな人、あるいは空気が読めないなど「ちょっと変わった人」であることを、アスペルガー症候群のせいにするものです。

発達障害の専門外来にやってくる人は、多くが自分のことをアスペルガー症候群と考えています。「対人関係がうまくいかないので、自分はアスペルガーではないのか」と自己診断している人や、「他の病院やクリニックでアスペルガー症候群と診断された」という人が大半です。

しかし、ここには大きな誤解があります。それは、「発達障害＝アスペルガー症候群」、という誤解です。

実は、総人口に占める有病率は、同じ発達障害でも圧倒的にＡＤＨＤ（注意欠如多動性障害）が多いのです。外来を受診する人の中では、本来はＡＤＨＤであるのにもかかわらず、自らアスペルガー症候群と確信していたり、そのように診断されていたりすることがよくみられます。

これまでの研究では、ＡＤＨＤは小児期において総人口の5～10％に認められています。その数はＡＳＤの少なくとも5倍以上みられます。アスペルガー症候群とＡＤＨＤは症状が類似していることがあるため、誤って診断されることがよくあります。

自分でアスペルガーを疑って病院にやってきた人も、他の病院でアスペルガーと診断された人も、かなりの部分が「誤診」なのです。

残念ながら、発達障害の専門医でも、誤診は珍しくありません。したがって「あの人、アスペだから」も、正しくないことが多いと思います。

◆「アスペルガー」は、なぜここまでメジャーになったのか？

なぜ、こんな誤解が生じているのでしょうか？

1つには、アスペルガー症候群という言葉が、まるで流行のようにして世の中に広まってしまったという背景があります。

ここ数年、「発達障害」という言葉が非常にポピュラーになりました。なかでも「アスペルガー症候群」は広く浸透しました。

しかし「新型うつ病」と同様に、その浸透が急速だったせいで、正しい理解が追いつかず、「発達障害といえばアスペルガー」という、間違った情報が信じられているのです。これは一般の人だけでなく、医療関係者にも同様のことがみられています。

2000年に、愛知県豊川市で起きた主婦殺人事件の犯人である17歳の少年が、アスペルガー症候群と診断されたことも、この病名が知られるきっかけとなりました。

加害少年の精神鑑定にはこうありました。

「少年は事件後、殺人は日常、起こり得るごく普通の事柄であるととらえ、自分の事件はなぜ、社会に大きな衝撃を与えたのか、と奇異に感じている。これは他人も自分も同じように考えている、と考えていたからであり、少年は他人の感情を理解したり、思いやったりするという共感性の能力が著しく欠如している」

このような経緯で、動機が不明瞭な殺人事件と、「アスペルガー症候群」という聞き慣れない病名とが併せて報道されたことで、以降、少年による不可解な殺人事件がアスペルガーと関連付けられることが多くなりました。

しかし実際は、明らかな誤診も多く、この豊川市主婦殺人事件の場合も、正しい診断とは言えないと考えられます。

◆「コミュニケーションに問題あり＝アスペルガー」という誤解

もちろん、「空気が読めない」その人が、正しくアスペルガー症候群であることもあります。

精神科の診断基準として世界的に用いられているのは、アメリカ精神医学会によるＤＳＭ（精神疾患の診断・統計マニュアル）です。現在は２０１３年に発表されたＤＳＭの第５版「ＤＳＭ－５」が用いられています。

「ＤＳＭ－５」から、アスペルガー症候群という診断名は廃止されました。以降は、ＡＳＤ（自閉症スペクトラム障害）の一部という位置づけになっています。それでも、アスペルガー症候群という病名を医師が口にすることも珍しくないですし、その診断名が意味する症状も、消えたわけではありません。

しかし、すでに触れたように、医者の診断は必ずしも正確とは言えないことも多く、かなりのグレーゾーンが存在します。ＡＤＨＤかＡＳＤか見分けがつかないケースもあれば、発達障害かどうかについても、白黒つけにくいことは珍しくありません。

そもそも、「この人がどうして病院を受診したのか」と疑問に思うケースも、少なからずみられます。「空気が読めない」「人の気持ちがわからない」というだけなら、疾患ではなく単に性格が内向的であるだけかもしれません。

このように、マスコミなどが流布した「人間関係に問題を抱えている＝アスペルガー症候群」のイメージが、一般の人に誤解を与えている面が大きいと思います。

実際の外来においては、「自分はアスペルガーではないでしょうか」と受診にやってきた人、あるいは他の病院でアスペルガーと診断された人が、ＡＤＨＤなど他の精神疾患であることは珍しくありません。

アスペルガー症候群においては、対人関係の問題は重要な症状ですが、対人関係の問題は、その人ひとりが原因になるものではなく、周囲の人との関係性から生じるものです。つまり、周囲の対応が重要な要因となりますので、この症状だけで診断はつけられません。

さらにアスペルガー症候群には、特定の対象に対して強い興味を示したり、反復的で機械的な動作をするといった「同一性へのこだわり」が症状として特徴的です。

従って、このこだわりの症状がみられないものを、アスペルガー症候群とは診断されません。

たとえば子供の場合であれば、電車などの乗り物に過度の興味を示し、駅などで何時間も電車を見続けていて、その場からなかなか離れようとしないといったことなどがみられるのです。

「大人の発達障害」は何歳くらいに発症する？

「大人の発達障害」という言葉は、多くの誤解を生んでいます。

第一に、**発達障害は生まれつきのものであり、大人になってから発達障害になるわけではありません。**

子供の頃は症状が目立たず、社会的な適応に問題がない場合もまれではありません。ケアレスミスが多い、忘れ物が多いなど、何らかの症状はあっても、それが大きなトラブルに発展しない限りは、放置されることがほとんどでしょう。

また、発達障害の症状そのものは、進行性のものではありません。長年にわたり、同じ状態が安定的に続くのが、発達障害の特徴です。

しかし、子供の頃は目立たなかった症状が、大人になって就労し、ストレスの強い状態で「顕在化」することがみられます。

「大人の発達障害」とは、「成人期に達した発達障害」なのです。

これまで医学の世界では、最近までは、発達障害といえば児童期の病気だと考えられていました。医療の対象というより、福祉や教育の対象として捉えられることが多かったのです。

また、小児期の症状は、思春期以降次第に改善すると考えられていました。

ところが近年、成人においても発達障害の症状によって苦労している人が多いことが少しずつ認識されるようになってきました。

特に職場での問題がクローズアップされるようになり、ジャーナリズムも注目するようになり、「大人の発達障害」に関する記事が一気に増えて、専門外来への受診者も急増しているのです。

つまり、「発達障害は、大人になったからといって、症状がなくなるわけではない」のです。本人がうまく対応していて目立たないだけなのです。

ADHDについても、かつては児童期の病気と見なされていました。そのせいで、まだ「ADHDは子どもの病気」「大人になるにつれて、自然に多くが改善する」という誤解が多くみられます。

確かに思春期以降に、一見すると症状が目立たなくなるケースもあります。これは多くが、本人の努力によるものです。

しかし、多くのケースでは、大人になってからも何らかの症状が続き、生活に支障が出ています。

例えば、会社において、普通なら考えられないようなケアレスミスをする、段取り下手でスケジューリングを守れない、突発的なことが起こると動揺してパニックを起こす、などがよくみられます。

ＡＤＨＤ特有のこうした傾向が、周囲からは本人のやる気の欠如や、能力不足、不真面目さとして、否定的に評価されることもしばしば起きています。

そのため、ＡＤＨＤの当事者も自己否定的になりがちで、その結果、うつ病やパニック障害などの不安障害を二次的に起こすことも珍しくありません。

このような二次障害に隠れてしまい、大人のＡＤＨＤが正しく診断されないことは、現在でも珍しくありません。

専門である精神科医ですら、いまだに正しい知識を備えているとは言えないのです。「よくわからない」と言って診断を断る医師も存在していますが、このような状況は変えていかないといけません。

「発達障害かも」と思ったらどう判断すればいい？

私の診察室にやってきた患者の事例です。東京六大学に在学中の方で、本人は「ストレスを感じやすい、自分に自信がない、他人がどう思っているか気になる」といった自覚症状を訴えました。

しかしこれらは二次的に出現した症状です。診察を進めるうちに、主な症状は、「忘れっぽい、無自覚な行動が多い、スケジュール管理が苦手、対人関係が苦手」、さらに「2つのことを同時にできない、集中力がない、優先順位がつけられない、落ち着かない」といったものであることがわかりました。

いずれもＡＤＨＤに典型的な症状です。ここまでの症状がそろっていて、以前から連続していれば、明らかにＡＤＨＤだと診断がつきます。

なお、彼は行動上の失敗の例として、「羽田空港に向かわなければいけないのに成田空港に着いてしまった」というエピソードを話してくれました。

通常ではまずありえない間違いですが、これはＡＤＨＤの特性である不注意からくるものと考えられます。彼は正常以上の知能を持ち、ある有名証券会社に就職が決まっているのですが、これから苦労しそうです。

また別の男性は、夫婦関係の問題でやってきました。彼の自覚症状は「妻に対して自分勝手な発言が多い、妻の話をちゃんと聞けない、暴言を吐いてしまう」というものでした。詳しく話を聞いていくと、こうした問題の背景にあるのは自分の衝動性をコントロールできないという特性であることがわかってきました。これも、ＡＤＨＤによく見られる症状です。

この患者は妻に連れられて受診しました。妻の訴えは夫の暴言よりも、「自分の話をちゃんと聞こうとしない、スルーする」といったことが中心でした。誰しも多かれ少なかれこういうところはあると思いますが、ＡＤＨＤでは極端に表れます。

アスペルガー症候群などのＡＳＤと比較して、ＡＤＨＤの場合は自己診断が比較的正確です。私は烏山病院でＡＤＨＤの専門外来を担当していますが、「自分はＡＤＨＤではないか」と自己診断してやってきた人の7～8割は、その通りＡＤＨＤの診断がついています。

一方、「自分はアスペルガーではないか」と言ってやってくる方が正しい診断であるのは3割程度です。実際は、他の疾患であることが大部分です。

繰り返しになりますが、「人付き合いが苦手＝発達障害＝アスペルガー」といった誤解、思い込みは、修正する必要があるでしょう。

「発達障害」は病名？

「発達障害」は、いくつかの疾患を含んだ疾患の総称です。発達障害という独立した疾患があるように語られることがありますが、それは誤った考え方です。

あらためて整理しましょう。**発達障害とは、注意欠如多動性障害（ADHD）、アスペルガー症候群などの自閉症スペクトラム障害（ASD）、限局性学習障害（LD）などの疾患を全体的に指す言葉です。他にも、さまざまな疾患が含まれます。**

そのうち症例が多いのはADHDとASDであり、特に多いのはADHDです。本書においても、ADHDとASDの2つを中心に扱います。

ADHDは「不注意」と「多動・衝動性」を主な症状としています。落ち着きがないことや、ケアレスミスや忘れ物が多いことなどが、特徴として挙げられます。

一方、ASDの症状は「コミュニケーション、対人関係の持続的な障害」と「限定された反復的な行動、興味、活動」です。人の気持ちがわからないこと、場の空気が読めないことなどに加えて、電車などの乗り物や列車の時刻表など、特定のことに強いこだわりを持つことが特徴です。

◆発達障害（ADHD、ASD）の特性

ADHD（注意欠如多動性障害）

◆総人口の約5％
◆薬物療法と認知行動療法が行われている

おもな特性

「不注意」
・落ち着きがない、そわそわする
・短期記憶（数秒間）が苦手
・集中力に欠ける（興味があることには「過剰集中」する）
・遅刻が多い。締め切りギリギリまで手をつけない
・片づけられない

「多動・衝動性」
・一方的に早口で話す・不用意な発言（ひとこと多い）
・感情が高ぶりやすく、イライラしやすい
・一般的に人当たりはよくフレンドリーだが、人間関係が長続きしない
・衝動買いしやすい。お金の管理が苦手

モーツァルト／野口英世／ 南方熊楠…

・ケアレスミス・忘れ物が多い
・マルチタスクが苦手
・段取りが苦手
・人間関係にトラブルを抱えやすい
・話し始めると止まらない
・なれなれしい

両者に共通の症状
見かけは似ていても
原因・背景は異なる

◆総人口の（多くて）1％。男性が多い
◆従来「アスペルガー症候群」といわれた症状を含む
◆有効な治療薬がない

おもな特性
・空気を読めない
・コミュニケーションが苦手
・人の顔を覚えない
・言葉通りに受け取る（比喩、冗談、皮肉などを理解できない）
・予定外のことが苦手
・限定された反復的な行動、興味、活動
・特定のことにこだわりが強い（道順、物の位置、数字など）

ダーウィン／アインシュタイン／山下 清／
大村益次郎／サティ／シャーロック・ホームズ／
レイモンド（映画「レインマン」主人公）

ASD（自閉症スペクトラム障害）

このこだわりの症状については、他に自分自身の行動パターンについてのこだわりも含んでいます。そのため、極端な「マイルール」を持っていると言い換えることも可能です。

総人口に占める割合を示すデータはさまざまですが、成人においては、ASDは多くて人口の1％、ADHDは5％前後と言われています。発達障害といえば、ASDに含まれる「アスペルガー症候群」をイメージする人が多いかもしれませんが、実際にはASDよりもADHDのほうが、かなり多くの当事者が存在しています。

前述したように、「発達障害」を個別の疾患と捉える誤解は、医療関係者にも少なくありません。これには、やむをえない事情があります。

その原因のひとつとして、ある疾患の呼び名が複数あったり、その呼び名が時代によって変化したりと、診断名自体も時代とともに変化していることがあげられます。

DSM－5は「神経発達障害」という大カテゴリーを設けており、ASD、ADHDのほか、LD、知的能力障害（精神遅滞）、コミュニケーション障害などが含まれています。

しかし、この診断基準における名称も、時期により変化しています。以前に用いられていた「アスペルガー症候群」という病名も、DSM－5になってから使われなくなりました。現在のところ、アスペルガー症候群はASDに含まれています。今後も、疾患の定義や名称が変わる可能性は十分にありますので、注意が必要です。

「発達障害のはずが、うつ病だった」というケースは多い？

これはむしろ逆の場合が多いと思います。

発達障害のベースにうつ病があるのではなく、うつ病のベースに、発達障害がみられることが圧倒的に多いのです。つまり、

「うつだと言われていたけれど、よく調べたらＡＳＤだった」

「うつだと思っていたら、その背景にはＡＤＨＤがあった」

ということです。こうした現象は、発達障害の「二次障害」によるものの１つです。

例えばＡＳＤの人は、対人関係に問題を抱えています。ＤＳＭ－５に記載されたＡＳＤの診断基準にも「社会的コミュニケーションおよび相互関係における持続的障害」として、次のように紹介されています。

①社会的・情緒的な相互関係の障害

②他者との交流に用いられる非言語的コミュニケーションの障害

③ 年齢相応の対人関係性の発達や維持の障害

こうした障害によって、発達障害の当事者は、さまざまな「生きづらさ」を抱えることになります。

例えば、学校や職場におけるいじめ、生活上の失敗、そこから生じるストレス、ネガティブな思考などが生じやすくなります。これらを原因として、うつ病をはじめとして、社会不安障害（対人恐怖）、パニック障害、躁うつ病など、さまざまな精神疾患が発症するのです。これらが二次障害です。

ＡＳＤだけではありません。ＡＤＨＤにも、うつ病や不安障害などが併存するケースがひんぱんにみられています。その場合も、ＡＤＨＤそのものは見逃され、その時点で目立っている二次的な精神疾患に対する治療が中心になりがちです。患者の側がうつ状態を主に訴えて精神科を受診するケースは多いですが、受診後、詳しく生育歴を検討していくと、ＡＤＨＤが明らかになるというケースも多くみられます。

実際、うつ病と診断されて抗うつ薬を飲み続けたものの改善がみられなかった症例が、アトモキセチンやメチルフェニデートなど、ＡＤＨＤの治療薬によって劇的に改善するケースも少なくありません。

成績がよくない子が多い？

よく誤解される点です。かつては確かに、成績がよくない＝知的に障害がある人＝発達障害という認識がありました。ところが、今の常識はむしろ正反対なのです。

知的障害（精神発達遅滞）も生まれつきのものですから、発達障害の一部と考える見方もあります。実際、知的障害については、昔から小児科や児童精神科で扱ってきましたし、そのための施設も多数存在しています。またこれまで小児科などで扱ってきた自閉症などの発達障害には、高い比率で知的障害が伴っていました。このため、発達障害と知的障害が混同されていることも、しばしばみられています。

ところが、最近問題になっている発達障害は、知的障害のない人が中心となっています。それどころか、むしろ高い知能レベルを持つ人も少なくありません。

私の経験でも、発達障害の専門外来にやってくる人の95％以上は知的に正常か、それ以上の知能の持ち主であり、学歴もほとんどが大卒です。

また、ＡＤＨＤの「不注意」の特性によって学校の勉強に対して集中できず、成績が悪い患者であっても、ＩＱ（知能指数）を検査してみると標準以上だったりするのです。

◆サヴァン症候群

発達障害の中で、天才的といってもいいほどの特別な才能を持っている人の例も知られるようになりました。サヴァン症候群と呼んでいます。記憶力や音楽的才能、計算能力、知覚運動、芸術などに並外れた能力を発揮します。ただし特定分野に限られており、例えばコミュニケーション能力が優れているといったケースはみられません。

自閉症に伴うケースが最も多いことが知られています。バーナード・リムランドは5400人の自閉症児を調べたところ、そのうち531人が特別な能力を示したと報告しています。2001年にはビート・ハーメリンが、自閉症200人に1~2人と推定しました。

有名なサヴァン症候群の症例といえば、映画「レインマン」でダスティン・ホフマンが演じた自閉症患者のモデルになった米国人、キム・ピークです。キムは一度読んだ書物は細部に至るまで記憶でき、9000冊以上の書籍を暗記していました。誰かの誕生日も、その日が何曜日で、この先の誕生日が何曜日になるかまで言い当てることができたそうです。一方では、発達障害のために日常生活に困るほどで、「ボタンを止める」といった簡単な動作も彼には難しいものでした。

もちろん発達障害の人のすべてが飛び抜けた才能を持っているわけではありません。割合を見れば、特殊な才能を持つケースは、発達障害の人の5%以下だと考えられています。

なぜ、この数年でここまで話題に？

「この数年、発達障害という言葉をよく見聞きするようになった」と感じている方は多いかと思います。テレビ番組でも、たびたび取り上げられています。

実際、全国紙のデータベースを検索すると、発達障害に関連する記事のヒット数は、1990年代には50件以下だったものが、2000年代になると300件あまりと、かなりの記事が掲載されています。

なぜ、発達障害にこれほどの注目が集まるようになったのでしょうか。この質問に対し、明らかな正解を示すことは難しいのですが、その要因のひとつとして、教育における問題が大きいと私は考えています。

具体的には、学校での「いじめ」や「不登校」の問題です。1980年代から、小中学校において、いじめや不登校の問題が顕在化し、学級崩壊などがひんぱんに起こる事態となりました。そのような問題の原因として、発達障害が重要です。

実際、いじめの標的になるのは、多くが発達障害の当事者です。その後、彼らが不登校から引きこもりへと至るケースも、珍しくありません。

いじめの被害者になるのは、大部分がＡＳＤです。

以前、発達障害の外来患者で調査を行ったところ、ＡＳＤの人の半分あまりが、学校時代にいじめの被害を経験していました。ＡＤＨＤの人は被害者にもなりますが、まれに加害者になることもあるようです。

いじめに限らず、学校生活において、発達障害の問題は重大な課題となっています。平成24年には文部科学省が、全国の児童生徒５万３８８２人を対象に「通常の学級に在籍しているが、特別支援教育を必要とする児童生徒」に関する全国調査を行いました。

その結果、「学習面又は行動面で著しい困難を示す」児童生徒は全体の６・５％、「『不注意』又は『多動性−衝動性』を著しく示す」者が３・１％、「『対人関係やこだわり等』の問題を著しく示す」者が１・１％と、かなりの高い比率を示していました。

前述しましたが、アスペルガー症候群に関していえば、当初、少年事件との関連が話題となりました。

実際には、発達障害だからといって犯罪を起こす可能性が高いということはなく、私たちは誤った先入観を持たないように注意する必要があると考えます。

◆「職場の発達障害」という問題

いじめや不登校など、学校における問題に加えて、現在は「職場の問題」としての発達障害に注目が集まっています。

発達障害の患者の多くは標準以上の知能を持っており、ある程度の業務はこなせるのですが、発達障害が原因で、「ミスを頻発する、人間関係でトラブルを抱える」など、さまざまな不適応をきたすケースが目立っています。

仕事におけるストレスは、長く続いた不況とグローバル化によって企業の経営環境が悪化し、従業員に対する要求が過大になってきたことも関連しているでしょう。

職場における精神疾患として最も多いのはうつ病ですが、ADHDやASDなど発達障害の事例も急増しています。

米国の診断基準であるDSM－5によれば、成人におけるADHDの症状として、不注意に関しては、

「精神的な忍耐を要する課題（報告書の作成、書類に漏れなく記入する、長い文書の見直しなど）を避ける」

「外からの刺激（無関係な思考を含む）で容易に注意がそれる」

「日々の活動（電話の折返し、伝票の支払い、会議の約束など）を忘れる」

などが指摘されています。

また、多動・衝動性の症状として、

「職場などで、すぐに自分の場所を離れる」

「レストランや会議に長時間とどまることができない」

「他人のやっていることに口出しをしたり、横取りしたりする」

などが挙げられています。

このような症状を持つＡＤＨＤの人は、一般的な事務職に適応するのがなかなか困難であることは十分に考えられます。

またＡＳＤの当事者は、元来対人関係が不得手です。このため会社などにおいてチームで対処することを求められると不適応を生じやすいのです。彼らは「空気を読む」ことや、「あうんの呼吸を察する」ことが苦手であるため、次第に会社のなかで浮いた存在になってしまいがちです。

◆「市民権」を得た発達障害

さらに最近になって、遅ればせながら、「日本の社会が精神疾患の重要性をようやく認識し始めた」という変化も重要です。その流れのなかで、発達障害やうつ病の理解も進み、いわば「発達障害が市民権を得た」ということです。

とはいっても楽観視はできません。これまで日本では、精神疾患に対する尊重がなさ過ぎたからです。世界的にみれば、精神疾患は治療に非常な手間やコストがかかり、丁寧なケアが必要である、という見方が一般的です。ＷＨＯなども以前から警鐘を鳴らしていたのですが、日本の行政も企業も、それを無視してきた歴史があります。

それが今世紀になってようやく変わってきたということでしょう。以下に示すように、政府も、ようやく２０１３年に精神疾患を５大疾病の１つとして取り上げました。

精神疾患加え「5大疾病」厚労省、13年度から医療計画に

（日本経済新聞　2011/7/7）

厚生労働省は7日までに、地域医療の基本方針となる医療計画に盛り込むべき疾病として指定してきたがん、脳卒中、急性心筋梗塞、糖尿病の4大疾病に、新たに精神疾患を加えて「5大疾病」とする方針を決めた。職場でのうつ病や高齢化に伴う認知症の患者数が年々増加し、国民に広く関わる疾患として重点的な対策が必要と判断した。

今後、このような方針に基づいて、発達障害を含めた精神疾患に対する行政的な政策やケアが進展することが期待されています。

症状の表れ方には、どういう個人差がある?

発達障害であっても、本人の知的能力が高い場合は、多少のトラブルを経験しながらも、本人の努力や周囲の配慮によってカバーすることで、それなりに問題なく社会生活を営めることは少なくありません。

有名大学を卒業できる学力を持つ人も、数多くいます。実際、学生のうちは、大きな問題に至らないケースが多いようです。

繰り返しになりますが、発達障害は生まれついてのもので、生涯、その特性は持続するものです。この特性はその人の「個性」の一部でもあり、成人したからといってなくなるわけではありません。

成人して就職し、社会の荒波にさらされた時に、はじめて症状が顕在化するケースが多いのです。典型的なものは、ASDならば対人関係のトラブル。ADHDならば不注意、集中力の障害です。

発達障害の症状のために、ケアレスミスを連発する、周囲から「変わった人」扱いされる、仕事のパフォーマンスが上がらないなど、社会人1〜2年目に不適応を自覚し、精神科を受診することになるのが現状です。

その一方で、就職し社会人になってもトラブルを起こさず順調に仕事をこなしている人も、少なからず存在しています。彼らは自分の特性を自覚し、意識的な場合も、無意識的な場合もありますが、問題に対する対応策を講じているのです。

たとえば、「ミスを防ぐために、二重三重のチェックをしている」人もいます。忘れ物をひんぱんにする女性は、絶対に身につけておかないといけないものを、小さな袋に入れて、必ず持ち歩くようにしていました。

職場の環境も重要です。

これにはいろいろな条件がありますが、仕事がどれだけハードか、その人の特性を上司、同僚が受け入れてサポートしてくれるのか、といった点がポイントです。

極端な例ですが、対人関係が苦手なＡＳＤの人も「研究室にこもって実験を続けて行い、他人と交流しなくていい」という環境を選べるのであれば、問題は顕在化しないかもしれません。

逆に、職場の環境のせいで症状が深刻化することもあります。その場合、発達障害の症状そのものが深刻化するというより、先にもふれましたが、不適応が原因でうつ病、不安障害といった二次障害をきたしやすくなります。

自ら、「うつ病なんです」と診察にやってきた人が、実はおおもとに発達障害がある、というケースは珍しくありません。

あるいは本人のほうから、

「他の病院ではうつと診断されたのですが、おそらく違うと思います。正しい診断をしてください」

「うつだと言われて薬を飲んでいるのですが、あまり効きません」

などと言ってくるケースもみられています。

こうした場合、うつ病の治療だけを行ってもなかなか改善に至らず、発達障害に対するケアが重要となります。

ＡＤＨＤとＡＳＤの重複型は、どのくらいいる？

ＡＤＨＤとＡＳＤの関係は、非常に難しい問題です。

臨床の場面で、ＡＤＨＤとＡＳＤの症状を同時に示すケースは、ひんぱんにみられます。しかし、両方の真の重複型と言えるものは少なく、ＡＤＨＤとＡＳＤのどちらか一方がメインの症状であるのが普通です。

ＡＤＨＤとＡＳＤの定義や診断基準を見る限りは、ＡＤＨＤとＡＳＤの違いは明らかに思えるかもしれません。しかし臨床の場面では、ＡＤＨＤとＡＳＤは見かけの症状がよく似ているのです。これが誤った判断の原因となります。

例えば、ＡＳＤは対人関係の問題と言われることが多いのですが、ＡＤＨＤにも対人関係の問題は珍しくありません。**子供時代に友達の多かったＡＤＨＤの人が、成長とともに孤立していくことがよくみられます。**

また、忘れ物といえばＡＤＨＤですが、調べてみるとＡＳＤにもかなり多くみられます。ＡＳＤの人は、関心のない事柄には注意が向かないためです。

◆見かけが似ている問題行動とは

ＡＤＨＤとＡＳＤの見かけの症状は同じでも、その原因、成り立ちは異なります。それぞれの疾患に重複する見かけの症状は、次のようなものです。

(1)毎回し忘れる、毎日目にしても気が付かない

ＡＤＨＤの忘れ物は不注意からくるものであって、「忘れ物はしてはいけないこと」という認識はあります。一方で、ＡＳＤの人に忘れ物が多いのは「してはいけないこと」という認識の欠如によるものです。

一般に「当然やるべき」とされていることも、ＡＳＤの人は自分が重要だと思わない限りは、やろうとしないのです。**同僚たちが毎朝タイムカードを押しているのを目の前で見ているのに、自分がそれを必要だと思わなければ無視をしてしまう。周りには、それが不注意によるミスに見える、というわけです。**

(2)話し出すと止まらない

ＡＤＨＤの場合は「思いついたことを言わずにはいられない」衝動性が原因です。ＡＳＤは、他者に対する無関心、配慮のなさが原因で、目の前の相手や周囲の状況に構わず話

したいことを話してしまう傾向がみられます。いずれも、話し出すと止まらなくなります。順番や会話に割り込んでくることもあるし、話が飛ぶこともよくあります。

(3)なれなれしい

発達障害の人が、対人関係を苦手としながらも意外な「なれなれしさ」を見せることもあります。

ADHDの人は元来、人懐こいところがあり、あどけない行動をとることが多いと思います。ただし、彼らは、関係が「長続きしない」という性質をあわせ持っています。本人は意図していないのですが、衝動的で、他人を傷つけるような言動もしばしばみられます。

一方、ASDの人というと「内向的」なイメージがあると思いますが、逆になれなれしく思われることがあります。こちらは「他者への配慮の薄さ」が原因です。他人との距離感がわからないために、必要以上に無造作になれなれしく接してしまうのです。

ASDとADHDを症状で区別するには、前にも少しふれた「同一性へのこだわり」が重要な症状です。ASDでは特定の対象に対して強い興味を示したり、反復的で機械的な動作(手や指をばたばたさせたり捻じ曲げるなど)がみられますが、ADHDでみられることは比較的まれです。

◆発達障害と症状が似る場合が多い「愛着障害」

子供の場合、両親などからの「虐待」が問題になることがあります。虐待の結果、「愛着障害」と呼ばれる状態となり、ＡＳＤやＡＤＨＤに類似した症状が表れることがみられます。

このような場合、過度に人を恐れたり、感情表現が乏しかったりします。虐待の結果、人間関係を遮断する、というケースは想像がつきやすいかと思いますが、**逆に、虐待された後に他人に対して変になれなれしくなったり、はしゃいだりするケースもみられます。**

このような症状が、「愛着障害」と呼ばれるものです。愛着障害の症状は発達障害と似ている場合が多いので注意が必要です。

発達障害における性差については、ＡＳＤは男性が優位です。さまざまなデータがありますが、７〜８割以上、あるいは９割が男性だという報告もみられています。

ＡＤＨＤも、以前は男性優位だと考えられていました。しかし最近は「男性も女性もあまり変わらない」という研究もみられています。

女の子の場合は多動があっても程度は軽く、男子ほどは目立って表れません。そのため見かけ上は女子のほうが少ないと判断される傾向がありましたが、最近では男性も女性も大きく変わらないと考えられるようになっています。

ＡＤＨＤとＡＳＤの重複型は、どのように治療する？

重複型の治療は厄介です。まず真の重複なのか、見た目の重複なのかを見定めなければなりません。しかし、そこは簡単ではありません。

過去の研究も、両者の区別の難しさを示しています。

Ｔ・クラークらは、78例のＡＤＨＤの小児（平均９・５歳）を対象に、親にＡＳＤ症状の評価を行ってもらい、その結果を検討したところ、項目により違いがあるものの、対象者の65〜80％においてＡＳＤ症状がみられました。

逆にスターンらは、１０１例のＡＳＤの小児（平均９・８歳）についてＡＤＨＤ症状の評価を行ったところ、75％にあたる76例がＡＤＨＤの診断に該当したと報告しています。

成人を対象とした研究ではどうでしょうか。サム・ゴールドシュタインらの研究（２００４年）では、成人のＡＳＤの59％はＡＤＨＤの診断基準を満たすと報告しています。またマンディー・ロイら（２０１３年）によれば、初診時にＡＤＨＤと診断された患者の15・１％は以前にアスペルガー症候群と診断されていました。またケイト・ジョンストンら（２０１３年）は、成人のＡＳＤの36・７％がＡＤＨＤの診断基準を満たすと報告しています。

このように臨床医学における研究においても、両者の重なりが大きいことが示されているのです。

診断については、親や教師、同僚などの報告や、その他の観察場面を検討することが重要な情報となります。そうして、ＡＤＨＤとＡＳＤのどちらがメインの障害なのか、見定めることができれば、後はその症状に合わせた治療をしていくことになります。

もっとも、発達障害の概念や診断基準は、変遷を重ねています。この点も誤解を招きやすい原因となっています。

例えば、かつては自閉症といえばまれな疾患であり、ほかの精神疾患と併存することはほとんどないと考えられていました。

ところが現在の診断基準においては、自閉症はＡＳＤのなかに含まれており、他の精神疾患との併存率も高いことが知られています。また以前はＡＤＨＤとＡＳＤは同時に併存しないものと定義されていましたが、現在は、併存が認められるようになっているのです。

このように、ＡＤＨＤとＡＳＤは、症状そのものに共通点があることに加えて、診断基準そのものも大きな変化がみられています。今後も、ＡＤＨＤとＡＳＤの関係について検討することが必要です。

「グレーゾーン」の線引きは、どこから？

意外に思われるかもしれませんが、そもそも精神科の診断というのは「すべてがかなりのグレーゾーンを含んでいる」という側面があります。というのは、精神疾患には明らかな検査値の異常や、画像上の異常といったものがないからです。

発達障害かそうでないか、白黒はっきりつけにくい「グレーゾーン」の状態は、珍しいものではありません。

つまり、発達障害という確定的な診断には至っていなくても、発達障害的な「特性」によって、日常生活にはさまざまな問題を抱えているケースはよくみられます。

ＡＤＨＤの診断はつかないけれども、落ち着きがない人、ＡＳＤではないが空気が読めない人、マルチタスクが苦手な人、会議で話についていけない人は、数多く存在しているのです。発達障害の症状は、「スペクトラム」であり、さまざまなグラデーションがみられるわけです。

そこで「この一線を超えたら発達障害」という基準については、「医師ごと、病院ごとに委ねられている」というのが現状です。ある病院では発達障害とみなされ、別の病院では発達障害ではないと言われるケースもよくみられます。

ただし、医師の経験が未熟な場合や、情報が不十分で診断がつかないケースも多いので、注意が必要です。また、小児期の情報がはっきりしない場合においては、明確な診断はくだせません。

◆線引きは存在しない

もちろん、患者さんの中には、「明らかに発達障害」という診断がつく人もいれば、「絶対に発達障害ではない」という人もいます。

両者を見分けるのに役立つチェックリスト（巻頭参照）もあります。

それでもなお、はっきりと言えない人は存在しています。

例えば、ＡＤＨＤの子供の症状に「学校で忘れ物が多い」があります。これも、確かな証拠はなかなかつかめないことがあります。

以前「私は忘れ物の女王様と呼ばれていた」という患者がいました。「クラスで忘れ物の回数を集計したら、自分は月に30回以上で一番多かった。2番目の子は月2回しか忘れ物をしなかった」そうです。これだけの極端な例であれば、明らかな不注意の症状がみられたと考えられ、ＡＤＨＤの可能性が大きいでしょう。

しかし「忘れ物が多いといっても、他の子よりちょっと多いぐらい」というケースもあれば、**「忘れ物が少ないとはいっても、お母さんが用意してくれていた（自分で用意しようと思うと、忘れ物をしてしまう）」ことが後でわかるケースもあるため、慎重に評価する必要があります。**

診断においては、現在の症状のみに注目して判断することは、大きな問題があります。というのは、対人関係の障害にしても、不注意症状にしても、他の精神疾患でもよくみられる症状であることに加えて、一般の人でも珍しくないことだからです。

患者さんが、「1年間で3回もスマホをなくした」と言うなら、ＡＤＨＤと診断できる可能性は大きいと思いますが、そこまでの人はまれでしょう。大人になれば、忘れ物をしないよう二重三重の工夫をしていることが多く、なかなか症状が顕在化しないからです。そのため、診断も難しくなります。

また職場においては、周囲のサポートや配慮によって、本人の症状が問題となるかどうかが異なってきます。周囲がうまく配慮することによって、症状が顕在化しないことはよくみられます。

このように、症状の軽さ重さだけではなく、周りのサポートの有無、本人が症状を自覚して気をつけているかどうか等、診断にはさまざまな要因が絡んできます。

症状やこれまでの経過について、すべての情報を医師が手に入れることができれば、ほぼ間違いのない診断がくだせるでしょう。

しかし現実にそれは困難なことが大部分です。情報不足によってグレーゾーンに入れざるを得ないケースも多いと思います。逆に、情報がそろえば診断が変わることも十分に考えられます。

どんな情報が、発達障害を診断する根拠になる？

発達障害を診断するにあたっては、生活面における症状とこれまでの経過に関して、詳細な情報が必要となります。ただし、それを集めるのは簡単なことではありません。というのは、本人の子供時代にさかのぼる必要があるからです。

本人も、幼少期の頃のことになると記憶が定かではないですし、「大人の発達障害」の場合は親も高齢になり、記憶が曖昧になっています。

また親は「うちの子が発達障害のはずがない」という思い込みから、覚えていても隠そうとする場合があります。さらには、親自身が発達障害の場合もあり、そうなると情報源として信頼できません。

このように手がかりとなる情報が少ないなかで、有用であるのは、小学校時代の通知表です。医師が見るのは、科目ごとの成績ではなく担任からのコメントです。本人でも親でもない、教師という第三者の評価ですから、これは客観的な情報として重要です。

次に挙げるのは、あるＡＤＨＤ患者の通知表に、担任が記載したコメントです。

小学1年
・あわてんぼさんでうっかりミスが目立ち、本当におしく思っています。
・ややおっちょこちょいで、おしゃべりです。
小学2年
・先へ急ぐところがあり、文字が粗雑になりがちでした。
・計算などのちょっとしたミスが目立ちました。
小学3年
・じっくり落ち着いて取り組み、もう少し確実にこなしていく努力が必要。
・あわてて計算ミスをすることが目立ち残念である。
小学4年
・算数の計算ではミスが目立ちます。
・ゆっくりと考えることも大切です。
小学5年
・時々思わぬ間違いをするので、慎重さを忘れないようにしましょう。
・提出物の期限がおくれることがあります。
小学6年

・授業の内容はよく理解できており、知識欲も旺盛です。つまらないミスをしないように気をつけましょう。

いずれも直接的な表現ではありませんが、「落ち着きがない、ミスが多い」など、ADHDの典型的な症状が記されています。

◆本人も専門医も間違える

専門外来においては「本人は症状を訴えているのに、実は発達障害ではない」というケースもあります。特に「自分はASDではないか」と思っている人に多く見られます。

特に「対人関係がうまくいきません。自分はアスペルガー症候群に違いありません」と訴え受診にやってきた人の話を聞くと「対人関係が悪くなったのは最近です」「子供の頃は元気で、学級委員もやっていました。友達もたくさんいました」と言うことがしばしばあります。

このような場合は、アスペルガー症候群の可能性はあまり考えられません。というのは、アスペルガー症候群であれば、子供の頃から連続して対人関係に問題があることが普通だからです。

また前述しましたが、医者のほうも、ADHDとASDを取り違えている例など、正しい診断がつけられないケースがかなり多いのが現状です。発達障害の当事者にとっては、心配が募る話かもしれませんが、実は発達障害の「大家」と言われている医師でも、誤診はまれではありません。

というのはなぜかというと、もともとこの分野を専門にしていた医師は、ほとんどが「自閉症」を専門にしていたからです。多くの先生方が担当していたのは、重症の自閉症でした。自閉症は、現在ではASDに含まれています。

自閉症の研究は、日本でも盛んに行われてきました。私の先輩にあたる児童精神科を専門にする先生方も、ほとんどが自閉症を研究テーマとしていました。ですから、児童精神科、あるいは小児科の精神部門、神経部門といえば、扱っているのはもっぱら自閉症だったのです。

自閉症は症状が重い人が多いために、長期入院を受け入れている病院もありますし、生活技能を学ばせるにはどうしたらいいか、苦労して知見を積み重ねてきた歴史があります。このため、多くの医師は他の疾患についての関心が少なく、いまだに診断がASD寄り、自閉症寄りになる傾向が強くみられているのです。

自分に合う医療機関の選び方は？

よくあるケースですが、「他の病院でアスペルガー症候群と診断されたのですが、どうも違う気がして……」そう言って、私のところを尋ねてくる患者さんがいます。

話を聞くと、信頼できる医師に出会うことができず、医療機関を転々としているとのことでした。また、うつ病、躁うつ病と診断されているケースでも、自ら発達障害ではないかと受診する人は少なくありません。

どうしたら、自分に合う医療機関を見つけられるのか。さまざまな議論があるのですが、結局のところ「地道に探す」という結論に落ち着いています。

正直なところ、医師も病院も「玉石混交」であるのが現状です。そもそも、成人期の発達障害を診ている医療機関は、あまり多くはありません。児童精神科も少ないのですが、成人期の発達障害を扱う医療機関はさらに少なくなります。また、診ているといっても、濃淡があります。必ずしも医師が専門的な研修をしていないことも、珍しくありません。

ドクターショッピング（医療機関を次々に変えること、同時に複数の病院を受診すること）を勧めたいわけではないのですが、信頼できる、自分に合う病院や医師を見つけるには、何カ所か通わざるを得ないでしょう。実際には、成人の患者さんの場合には、いくつかの精神科クリニックを経て専門外来にたどり着く、というケースが大半です。

他の医療機関を経て、私のところにやってくる患者の話を聞いているとわかるのは、診断の根拠についてしっかり説明をしない医師が多いことです。

おそらく、その先生は、「なんとなく」「明確な根拠はなく」診断しているようです。前述しましたが、日本の発達障害の専門医は、ほとんどが「自閉症」「ASD」を専門にしていて、ADHDなどほかの疾患については経験が少ない、という背景も影響しています。

このような状況では、医師を信用したくても、無理な話です。患者さんが「別の医師の話も聞いてみたい」と思うのも、当然だと思います。

検査についても俗説が流布しています。WAISという検査で発達障害がわかる、と述べられていることが多いのですが、**WAISは単なる知能検査であって、診断がくだせるものではありません。**それにもかかわらず、「WAISがこのような結果だから、あなたはアスペルガー症候群だ」などと説明する医師がいまだにいるのは大きな問題だと思います。

このため、信頼できる、自分に合う医師を見つけるには、根気強く数を重ねるのがベターだと思います。診察のさいのポイントは、診断の根拠について尋ねてみること。そうして、自分の納得のいく説明を返してくれる医師を見つけていただきたいと思います。

治さないといけない？症状を抑えるにはどんな治療法がある？

発達障害は生まれつきのものであって、「治す」という言い方は適切ではないと思います。また、治さないといけないものではありません。

ただ、症状をコントロールすることで日常生活における問題が「顕在化」しないようにすることは重要でしょう。

そこで、質問を「治療しないといけないのか」と言い換えてみることにしましょう。答えは「ケースバイケース」です。

ＡＤＨＤのために仕事でケアレスミスが多いという人であっても、ミスが許容される業務や社風であれば、治療の必要はないかもしれません。自分ひとりでマイペースに仕事ができる環境なら、他人に迷惑をかけることも少ないと思います。

しかし逆に、「自分の発達障害の症状のせいで明らかに支障が出ているが、その環境にとどまりたい」という場合、治療をし、なんらかの方法で症状を抑えることが必要です。このような場合、会社側から治療による改善を求められることもあるでしょう。

それでは、発達障害の症状を改善するには、どんな治療法があるのでしょうか。

ASDについては基本的に、有効な治療薬がありません。

薬物療法は、抗不安薬、抗うつ薬などを対症療法として、投与しています。

薬物療法以外に、症状を緩和したり、日常のトラブルを軽減する方法があります。

例えば、烏山病院では「集団精神療法」を行っています。これは対人場面のトレーニングと言えるもので、社会生活上のさまざまなシチュエーションを想定し、10人ほどが集まってロールプレイなどを行います。

例えば「したくない仕事を会社で頼まれたときにどう断るか」といった、発達障害の人たちが困るようなシチュエーションを設定し、その場に対応するためのディスカッションとトレーングを行うのです。これは半年ほど続けると効果が表れます。

就労については、「就労移行支援」というシステムを利用する方法もあります。これは、NPO法人や社会福祉法人、株式会社などが運営する施設で、より具体的な仕事上の訓練を行います。実地に企業実習をすることも含まれています。

他人への関心が薄いASDの人のなかには、こうした集団療法のトレーニングそのものにストレスを感じる人も少なからず存在しています。それでも努力して治療に通い続けるには、「今勤めている会社で仕事を続けたい」「しっかりした社会生活を送りたい」といったモチベーションが必要でしょう。

ＡＳＤの当事者の多くは、標準以上の知能の持ち主で、トレーニングを続けることによって、「こういうシチュエーションでは、こう振る舞えばいい」といった社会のルールを理解し、適応の改善がみられるのです。

◆ＡＤＨＤには薬物療法が有効

一方、**ＡＤＨＤの治療には、薬物療法と認知行動療法が行われています。**

もっとも、日本では成人のＡＤＨＤの治療そのものが一般的ではなく、現在のところ、薬物療法以外の治療はほとんど普及していません。

薬物療法に用いる薬は、メチルフェニデート（コンサータ）、アトモキセチン（ストラテラ）、グアンファシン（インチュニブ）の3種類です。

メチルフェニデートの主な働きは、脳内の神経伝達物質であるドーパミンとノルアドレナリンの濃度を上昇させることです。このことから、ＡＤＨＤの原因がドーパミンとノルアドレナリン系の機能障害であることが推測されますが、まだはっきりしたことはわかっていません。

アトモキセチンは、選択的ノルアドレナリン再取り込み阻害薬と呼ばれる薬の1つで、脳内のノルアドレナリンの濃度を上昇させます。またインチュニブも、脳内のノルアドレナリン関連の受容体に働き、ノルアドレナリンの濃度を上昇させます。

メチルフェニデートは中枢刺激薬、他の2剤は非中枢刺激薬に分類され、薬物の性質は異なりますが、有効性に大きな差はみられていません。

こうした薬物療法にあたっては、心理教育（サイコエデュケーション）によるADHDという疾患の正しい理解と、患者本人による受け入れが欠かせません。

つまり、①自分自身のADHDによる行動特性を理解し、②その行動特性を肯定的に受け入れて、③その行動特性を変化させるために立ち向かう気持ちを持つこと、が重要になります。

多くのADHDの当事者は、それまでの人生のなかで「だらしがない」「真剣に物事に取り組もうとしていない」などと周囲に非難され、自己肯定感を持てなくなっています。しかし、それは本人の「やる気」の問題ではなく、ADHDという疾患が原因であると正しく認識することで、仕事も人生も、取り組み方が変わってきます。

このことによって、患者の家族にも変化をもたらします。

家族がADHDを正しく理解すれば、患者本人が受けるストレスも減り、精神症状が安定する例も多いのです。

カミングアウトしたほうがいい？

まず考えなければならないのは、どんな職場か、ということです。

経済評論家の勝間和代さんや、モデルの栗原類さんなど、「自分は発達障害だ」とカミングアウトする著名人が、最近増えてきました。それは、発達障害についての正しい理解を世間に促す、ひとつの力になっています。

同じように、会社員の方が、カミングアウトしたほうがいいのかどうか。ここでも「ケースバイケース」という答えになります。

少人数で、それぞれがサポートし合う文化が浸透している職場ならば、周囲の理解や助けを得るために、カミングアウトしたほうがベターでしょう。

しかし「伝えても理解してもらえないかもしれない」「仕事を続けられなくなるかもしれない、任せてもらえないかもしれない」という不安は、発達障害の当事者なら皆が抱えているのではないでしょうか。

世の中の多くの人は、いまだに「サボっているだけ」「努力すれば治る」といった、発達障害に対する差別や偏見も持ち合わせています。「そんな病気があるわけがない」という医療関係者も、いまだに存在しています。

残念ながら、当事者の不安が的中することもあると思います。カミングアウトしたことで退職に追い込まれた例も聞きました。

また、ある程度以上の規模の会社になると、会社の方針として「障害者雇用」という形に雇用形態を変えないといけない可能性があります。そうなると、給料などの待遇面が悪化してしまう恐れがあります。

その一方で、発達障害であっても仕事のパフォーマンスがよければ、会社としては、問題にはしないでしょう。

いずれにせよ、カミングアウト後のことは、その組織の方針によって大きく左右されるのです。現実には、多くの発達障害の当事者は、カミングアウトしないという選択をしているようです。

なお、患者がカミングアウトする相手は上司かもしれませんが、その上司はさらに、会社の人事や健康管理部門に相談することになります。

上司の方は、自分で素人判断をしないことが肝心です。発達障害の人の処遇については、患者本人の病状や重症度、また職場の雰囲気や業務内容、精神疾患に対する会社の取り組みなど、様々な要因が関係してきます。上司ひとりが背負うべき判断ではありません。

学習障害と知的障害は同じもの？

ＡＤＨＤ、ＡＳＤと並び、ＬＤも発達障害の１つです。ＬＤとは学習障害のことです。正式名称は「限局性学習障害」となります。

わざわざ「限局性」と断っているのは、全般的な知的発達には遅れがないことを意味しています。したがって、ＬＤは知的障害とは明確に区別されます。

具体的には、読む、書く、話す、聞く、あるいは推論などの特定分野において、何らかの障害を示します。診断名として取り上げられているのは、**「読字障害」、「書字障害」、「算数障害」**、**「特定不能の学習障害」**です。

書字障害は、文章を読んで理解することはできるのですが、書くことに困難が見られます。母音や子音を付け加える、入れ忘れる、置き換える、文章のなかで文法や句読点を間違える、などです。

算数障害では、一桁の足し算を行うのに指を折って数える、計算や数を元にした推論ができないなどの問題が見られます。

学習障害のなかでも、最も多いのが**読字障害（ディスレクシア）**です。ディスレクシアの症状を、以下に示します。

・単語を間違ったり、ゆっくりとためらいがちに音読したりする
・言葉を当てずっぽうに言う
・言葉を発音することが困難である
・読んだものについて、その意味や内容を理解することが難しい

日本国内の患者数を示すはっきりしたデータは見当たりませんが、英語圏のほうがディスレクシアは多いようです。日本語では読字障害が少ないと言われています。烏山病院でも受診者はわずかです。

一方、英語圏ではディスレクシアをカミングアウトする著名人も少なくなく、ハリウッド俳優の**トム・クルーズ**は「台本を読むのが辛い」と告白しています。**スティーブン・スピルバーグ**も、ディスレクシアをカミングアウトしました。

ディスレクシアをきっかけとして、学校での不適応を起こすこともあります。

ピューリッツアー賞を受賞した米国の詩人、**フィリップ・シュルツ**は、少年時代を次のように振り返っています。

「私は尋常でないほど他と違っていた。私の脳は私の言うことも、親や先生の言うこ

とも聞こうとしなかった。時計を読む、左右を区別する、指示を聞く、誰でも簡単にやっているように見えるこんなことさえ苦労しているのだから、どうして自分の考えや自分自身が信頼できるだろうか。先生の一言一言に私は腹を立て、取り乱した。私にはできないとわかったうえで先生が命じていると思うと、攻撃されて逃げ場がない感じがした。あらゆる種類の規則とテストが大嫌いだった」

（『私のディスレクシア』フィリップ・シュルツ、東京書籍）

◆LD（限局性学習障害）とADHDの複雑な関係

かつてLDは、ADHDと混同されることが多く、両者を合わせて微細脳機能障害（MBD）と総称されていました。MBDは、出産時などのトラブルで脳に微細な障害があり、それにより不注意や学習困難が生じる、と定義されていました。

その後の研究で、ほとんどのADHDとLDにおいて明確な脳の障害がみられなかったことから、MBDという診断がくだることはなくなりました。しかし臨床の現場では「学習障害だと言って受診してきたが、話をよくよく聞くと「ADHD」といったケースが今でもみられています。

現在の診断基準では、学習障害はADHDなど他の発達障害とは別の疾患と定義されて

います。しかし、その区別は曖昧な部分が残っています。特に、ＡＤＨＤとの関係は複雑です。ＡＤＨＤによる不注意の症状によって、学習面でもケアレスミスをおかしたり、あるいは、読み書き能力も低下するということは、よくみられます。また児童期に問題が顕在化する点でも、ＡＤＨＤとＬＤは共通しています。

またＡＤＨＤと学習障害の合併率も高いことがわかっています。クラウディア・タレロ＝グティエレスらによる、８３４例の児童を対象としたコロンビアの研究によると、ＡＤＨＤ４５９例のうち16・３％に学習障害が合併し、学習障害１２９例のうち58・９％にＡＤＨＤが合併していました。

現在のところ、学習障害には明確な治療法は存在しません。４～６歳時に親が症状に気がつくことが多いのですが、以降も症状は固定しており、症状そのものを変えることはできないので、いかに対応策を考えるかが重要となります。

ＬＤに必要なのは、周囲のサポートと、本人の努力です。米国では１９７５年の全障害児教育法によって学習障害児に対して適切な教育を提供することが義務付けられ、試験時間を長くするなどの配慮がなされました。

日本でも、２００５年に施行された発達障害者支援法を受けて、試験時間の延長や別室受験などが行われています。

2章

日本に400万人以上いる「ADHD」の誤解と真実

――なぜ人間関係が長続きしないのか

ＡＤＨＤには、どういう特性がある？

ＡＤＨＤの症状は、大きく分けると、「不注意」と「多動・衝動性」の２つです。
不注意の症状は、次のようなものです。

・注意、集中ができず、ケアレスミスが多い
・モノをなくしたり、置き忘れたりする
・片づけが苦手
・段取りが下手で、先延ばしにする
・約束を守れない

また、多動・衝動性の症状は、以下の通りです。

・落ち着きがない、そわそわする
・一方的なおしゃべりや不用意な発言
・感情が高ぶりやすく、いらいらしやすい
・衝動買い、金銭管理が苦手

一般的には、ＡＤＨＤと聞くと、「多動」を思い浮かべる方が多いようです。「ＡＤＨＤ＝授業中に席でじっとしていられず走り回っている」、というイメージが典型的なものです。

しかし実際は、そこまで多動が目立つケースはほとんどありません。子どもであっても、手足をモジモジしたり、視線がキョロキョロしたりするぐらいで、授業中に立ち上がるまではいかないことが普通です。

さらに大人になると、自分でコントロールをしようとするので、多動といっても「貧乏ゆすり」程度です。

このため、思春期以降、ＡＤＨＤにおいては不注意と衝動性が主な症状になります。

ここでいう不注意とは、「忘れ物が多い、モノを置き忘れる、なくす、人の話を集中して聞けない、聞き漏らしが多い、片づけが苦手」、などの症状を含んでいます。ただし、自分が興味を持った特定の対象に対しては、過剰に集中することもあります。

思春期から青年期にかけては、ＡＤＨＤの症状は、学業上の問題としても表れます。このため、中退、退学、留年などが多いのです。

米国ウィスコンシン州における19歳〜27歳のＡＤＨＤを対象にした調査によると、高校の中退率は、ＡＤＨＤでない群の4倍にのぼりました。これは「時間を守れず、遅刻が多い」「提出物を出すのをしばしば忘れる」「興味のないことには集中が持続しない」といった特性が関連していると考えられます。

衝動性の問題として一番多いのは、「つい、言わずもがなのことを口にしてしまう」、というものです。いわゆる「一言多い」ことが多く、それが人間関係を悪くします。悪気はないにもかかわらず、つい余計なことを言ってしまうのです。

たとえば友人に対する言葉で、「最近仕事を頑張ってるみたいだね。恋人にフラれたって聞いたけど、そのせい？」という発言を検討してみると、後半は明らかに余計な内容で、相手を傷つけてしまいます。

衝動性が強いと、様々な問題行動が生じることもあります。

例えば、依存症です。ＡＤＨＤの人は、アルコール、薬物、ギャンブルにのめり込む頻度が高いことが知られています。女性の場合は、買い物依存や過食症などが、自分の衝動をコントロールできないことが原因で起こります。

ビーダーマンらは、ＡＤＨＤの成人と健常者を比較したところ、ＡＤＨＤの成人におけるアルコール依存と薬物依存の頻度は、その他の群の2倍だったと報告しています。

◆日本に(推定)400万人以上

ＡＤＨＤの患者数は、日本だけで少なくとも400万人以上いると推定されています。もちろん全員が治療を必要としているわけではありませんが、自分がADHDであることを認識しないまま日々の生活に苦労している人も少なくありません。

一方で、ADHDの特性を生かして成功している人もいます。例えば、イラストレーター、デザイナー、小説家、画家といった芸術的な才能を持つ人には、ADHDの特性を持つ人が少なくありません。また著名な起業家にも、ADHDの人がいます。

それ以外にも、企画力が優れている、豊かな発想を持っている、とされる人たちが少なくありません。

ADHDの人は注意力が散漫になりやすいですが、必ずしもマイナスに働くわけではありません。心理学に、「マインドワンダリング」という言葉があります。直訳すると「精神の徘徊」になります。ADHDでは、このマインドワンダリングが特徴としてみられます。

注意力が散漫であるということは、目の前の課題から離れて、自由に想像力を広げることができる、ということを意味しています。それが創造性（クリエイティビティ）に結びつくというデータもあります。

またADHDの人は、一般に注意・集中を苦手とする反面、得意な分野においては極端な集中力を発揮し、没頭することがみられます。このため、個人プレイができる職種や業務においては、能力を発揮しやすいのです。

具体的には、どういった症状がある？

「不注意」「多動・衝動性」を主とするＡＤＨＤの特性のために、日常生活において、他にもさまざまな困難が生じます。ＡＤＨＤの当事者から集められた生の声を挙げます。

○**しゃべるスピードが考えていることに追いつかない**……頭の回転が早すぎ、次から次へいろんなことを思いついたり気になったりするため、口の動きが追いつかないのです。話題もどんどんそれていきます。気づいていても自分では止められないこともあります。

○**行列、レジの列に並んでいられない**……「待つ」ことが苦手、ということです。ただじっと待っている時間に耐えられません。

○**視線を外した瞬間、忘れてしまう**……見たことや聞いたことが、記憶に残りません（短期記憶が苦手です）。これが原因で、職場では指示漏れ、行き違い、「言った・言わない」が頻発します。数字についてもミスが多く、メモを見ながら注意して行っても電話番号を打ち間違えるといったケースもあります。

○**約束をキャンセルしたくなる**……一度決めたことを変えたくなるのです。日曜に「明日の19時に待ち合わせ」と決めても、月曜の日中にいろいろなことに関心が移り、変えたくなってしまうのです。いつも変化を求めていて、束縛されるのを嫌がる傾向があります。実際に約束を忘れてしまうことも多いので、人間関係が長続きしない一因になっています。

○**「良かれ」と思ってやったことが、良くなかったことがある**……これは、「思い込みの激しさ」を示すものです。熟慮せず、情報も集めないまま「思いつき」の段階で「これがいい！」と思い込んで動くため、大きな間違いも犯しやすくなります。人の話をよく聞かないで判断する、「早わかり」の傾向が強いのです。

○**綿素材でないと不快感を覚える**……感覚の過敏さは、ＡＳＤに特徴的ですが、ＡＤＨＤにも感覚過敏の人が一部いるようです。皮膚感覚、匂い、音などに敏感です。ある著名人は「（ビジネスクラスだと出てくる）機内食のにおいが耐えられないので、必ず（機内食が出てこない）エコノミークラスに乗る」とのことでした。

「型破りの天才が多い」は本当?

音楽の天才、モーツァルトが代表的なケースです。彼は、いつも落ち着きがなく、終始手足を動かし、甲高い声で人々を不快にさせました。「下らぬ奴らが先生、先生と呼ばれたがる。クソみたいな肩書きをありがたがるのはどうせ屁みたいな奴に決まっている」といった暴言も吐き、人々は彼から離れていきました。

それにも関わらず、音楽においてモーツァルトは誰もが認める「天才」でした。4歳にして演奏を始め、12歳でオペラを作曲しています。

子供時代においても、課題を与えられると即興で曲を作り、父親の杖で乗馬ごっこをして部屋じゅうを走り回るこの子を見て、ヨーロッパの教授たちは仰天したことが知られています(イリングワース『才能の発見』岩崎学術出版社)。

それ以外にも、彼には様々な奇妙な行動がみられています。

大人になっても、モーツァルトの落ち着きのなさは変わりませんでした。彼の生徒は、レッスン中に飛び上がったモーツァルトが、テーブルや椅子をぴょんぴょん飛び越えた、猫の鳴きまねをしてとんぼ返りをすることもあった、と回想しています。

モーツァルトにはかなりの年収があったにもかかわらず、借金を重ねていたことでも知られています。衝動性が強く、ギャンブルに夢中になっていたのです。

タレントや歌手など、芸能関係者においても、ＡＤＨＤの特性を持っている人は少なくありません。

80歳を超えてなお活躍している黒柳徹子の自伝的物語『窓ぎわのトットちゃん』は、８００万部を超える空前の大ベストセラーになりました。「トットちゃん（黒柳徹子のあだ名）」の問題児ぶりが詳しく描かれています。授業中に机のフタを開けたり閉めたりする、授業中に立ち上がり窓の外にいた「チンドン屋さん」を教室に呼び込もうとする、教室の屋根に巣を作っているツバメに話しかけるなど、先生が授業を進められないほどでした。

そういう状態であったため、「おたくのお嬢さんがいるとクラスの迷惑になります。よその学校にお連れくださ い」と、小学校1年生にして退学させられたのです。

そのほか、楽天の三木谷浩史社長も、自伝のなかでＡＤＨＤの特徴である衝動性や不注意さについて述べています。

こうした、ＡＤＨＤの傾向を持つ成功者の存在は「カミングアウトしたからといって必ずしもマイナスにならない、むしろＡＤＨＤを特徴、個性として捉えてもらえる」という風潮を生み出しつつあります。

「ADHDなのに見落とされがちな人」はいる？

ＡＤＨＤの主な症状は不注意と多動・衝動性ですが、子どものうちは多動によってＡＤＨＤが発見されるケースが多いです。逆に、**多動が見られず不注意症状が優勢なケースは見落とされることがしばしばあります。**

ただ、ＡＤＨＤの症状が重大な問題行動につながらない限りは、放置されることがほとんどです。また思春期以降では、ＡＤＨＤの症状は「やる気がない」「だらしがない」といった、本人の性質や性格として処理されがちです。

ところが大人になると、職場における不適応という形でＡＤＨＤの症状が顕在化することが、まれではありません。

仕事上のプレッシャーやストレスは学生時代に経験がないレベルのものですし、ちょっとした不注意やミスも、仕事においては見逃してはもらえません。

周囲から「ケアレスミスが多い」「指示をすぐに忘れる」「人の話をちゃんと聞いていない」などと指摘され、やる気がない人、能力がない人というレッテルを貼られることもあるのです。

◆うつやパニック障害などに隠れてしまうことも

それでも平社員なら、与えられた仕事を黙々とこなすことができれば、不適応には至らないかもしれません。

しかし管理職に昇進し、部下のマネジメントを背負いこむようになると、決められた自分の仕事だけをしていればいいというわけにはいかず、これが負担となって不適応が顕在化することがあります。

一方で、本人の知的水準が高い場合は、ADHDの症状が出ていても、自分の工夫や努力でカバーし、周囲にそれと気づかせないことも可能です。

例えば、彼らは次のような工夫をしています。

「ひとつの仕事に集中し続けることができないが、飽きたら別の仕事をすればいい」

「大事な資料を忘れないよう、前日のうちに、カバンのなかに入れておく」

ADHDにほかの精神疾患が重なっている時、ADHDが見落とされたり、併存する精神疾患の治療が優先されたりすることもあります。

ケスラーによって行われた疫学調査によると、ADHDの47・1%に不安障害（パニッ

ク障害など）、38・3％に気分障害（うつ病、躁うつ病など）、15・2％に物質使用障害（薬物依存など）が併存していました。

気分障害のなかでは、うつ病（大うつ病性障害）が18・6％、気分変調性障害が12・8％、躁うつ病（双極性障害）が19・4％、認められました。

ただし、こうした精神疾患もＡＤＨＤがきっかけになって生じているものが大半です。ベースにあるＡＤＨＤを見逃して、正確でない診断に基づいて治療を続けても、一向に症状は改善されず病院を転々とする、といったことになりかねません。

ケスラーの報告によると、成人ＡＤＨＤのうち43・3％が精神科の治療を受けていましたが、ＡＤＨＤとして治療を受けていたのは10・9％のみでした。

この数字は、ＡＤＨＤでありながら、併存する疾患を主訴として治療を受けているケースが多いことを裏付けています。

軽度なら大人になると治る？

現実は、むしろ逆のケースが多いと思います。

つまり、「子供の頃は目立たなかったにもかかわらず、大人になってからＡＤＨＤの傾向が顕在化する」症例が目立っています。

ＡＤＨＤは生まれつきのものであり、３～４歳から顕在化することが多いことが知られています。

幼い頃なら親が学校の支度を手伝ってあげるなど、細かいサポートができるかもしれません。しかし思春期以降においては、親の管理が及ばなくなり、遅刻、不登校といった問題に進展することもあります。それでも、症状が軽度であれば、学生時代までは、大きなトラブルにはならないでしょう。

それが大人になると、環境は一変します。

家族や友人のようにサポートをしてくれる人がいるわけではなく、何かミスをすれば本人が厳しく追及されます。正常以上の知能を持っているはずなのに、なぜ十分なパフォーマンスを発揮できないのか、同じ間違いをどうして繰り返すのか、と非難されるのです。

こうして溜め込んだストレスなどをきっかけに精神状態が悪化し、病院を訪れて初めてＡＤＨＤだとわかるというパターンが珍しくありません。

前述の通り、かつてＡＤＨＤは子供の病気だと見なされていました。また、成人すれば症状の多くは改善すると考えられており、「大人のＡＤＨＤ」が注目されることはなかったのです。

しかし現実には、大人になったからといってＡＤＨＤの特性が消え去るわけではありません。

仮にＡＤＨＤが「自然に治った」ように見えても、それは本人がＡＤＨＤに関する症状を自覚し、不得意な場面を避けるなど、努力で対処していることも多いのです。その場合も、内面では、何らかの症状は続いているのです。

一般的には、多動が消失しても、不注意と衝動のコントロールに問題が残る頻度が高く、成人になって受診するケースでは、不注意の症状のため生活に支障が出ていることが多くあります。

ＡＤＨＤと診断されているある人気作家が、テレビで次のようなことを話していました。その女性作家は、編集担当者について対応マニュアルを自作していたそうです。そこには、

「編集担当は友だちではありません。私にとっては仕事の相手です」

「私のことが憎くてダメ出しをするのではありません」

と、大きな字で書いてありました。

「以前は『私のことが嫌いだから、ここを直せと言ってくるのだ』という被害者意識がどうしても抜けなかった」

とその女性は話していましたが、それが誤解であることに気が付いたというのです。これは、自分の努力によって適応した例だと言えます。

◆ADHDは「治らない」

繰り返しになりますが、「治る」という言い方はふさわしくありません。

通常の病気の場合は、ある時に発症し、治療を経て治っていく、という経過をたどります。しかしADHDは生まれつきのもので、ずっと同じ症状が続きます。**薬物療法で症状を軽減することはできても、症状がなくなるわけではありません。**

また本人が自己コントロールをすることで、一見治癒したように見えるケースも存在しています。この場合においても、ADHDの特性は継続しているのです。

ただし、「問題が顕在化しないように」対策を講じることはできますが、当事者にとっては、非常な苦労を伴うものです。

夫婦間の問題で、「夫が、自分勝手な発言をよくする」「自分の言うことをまったく聞こうとしない」ということで診察に見えたご夫婦がいましたが、そのご主人も、会社の仕事はきちんとこなしていました。

しかし、彼の場合、ADHDによる不注意や集中力のなさをカバーするために、相当にテンションを上げなければ、仕事ができなかったのです。そのために帰宅する頃にはエネルギーを使い尽くしてしまっていて、妻の話はほとんど耳に入らない状態でした。

ADHDの人においては、職場環境によって問題が生じたり、生じなかったりすることがあります。

保護的な上司に恵まれ、「ちょっと変わった人」でも認めてくれて、ある程度自由に仕事をさせているならば、問題は起こらないかもしれません。その反対に、「ちょっと変わった」ところを細かくあげつらうようだと、不適応をきたしてしまうのです。

その意味では、障害のあることを明らかにする「障害者雇用」の枠で働くことが、患者のためになるケースもあるのです。

「コミュニケーションが苦手」は正しい？

この問題は、やや微妙なところがあります。

一般的に、ＡＤＨＤの人は割とフレンドリーで、人当たりがよい印象があります。友達が多く、人の輪にもすっと入っていきます。

しかし一部のＡＤＨＤの人は、中学生頃から対人関係を悪くしていきます。何事も「長続きしない」のがＡＤＨＤの特徴だからです。

ちゃんと話を聞けない、失言が多い、余計なことを言う。そういうことを繰り返していくうちに、「変わった子ども」とみなされるようになり、周囲から浮いた存在になりがちです。その結果、本人も自信を失ってしまい、周囲と交流しなくなるのです。

もっとも、人間関係が良好なうちは、ＡＤＨＤの人はむしろ普通の人より「魅力的」に見えることも多いのです。

現実の生活で苦労しているＡＤＨＤの当事者には不謹慎だとお叱りを受けるかもしれませんが、漫画やドラマなどのフィクションにおいて人気のある登場人物がＡＤＨＤタイプの人であることは珍しくありません。

◆「東京ラブストーリー」の赤名リカ

例を挙げると、1991年に一世を風靡したテレビドラマ「東京ラブストーリー」に登場する、**赤名リカ**があげられます。発言も行動も大胆で、「セックスしよ！」などと、突飛なことをパッと口にします。

彼女は、人を好き勝手に振り回すことがありますが、本人は真剣です。このようなキャラクターは、常識的な人からすると新鮮で、魅力的に見えるのです。

最近のドラマでは、NHKの朝の連続テレビ小説「半分、青い。」のヒロインである**楡野《にれの》鈴愛《すずめ》**にも、ADHDの特徴が見られました。彼女には不注意さもありますが、思いつきで勝手なことをポーンと口にするところが、まさにADHD的なのです。

2018年に亡くなった「ちびまる子ちゃん」の作者・**さくらももこさん**も、ADHDを思わせるエピソードが知られています。自伝的エッセイ『まる子だった』を読むと、「授業中はいつもぼんやり白昼夢を見ていた」「先生の話なんて一言も聞いていなかった」「片づけが苦手だったが漫画にはすごく集中できた」といったことが書かれています。

ぼんやりするというのも、興味のないことに集中できないADHDに典型的な症状です。ただそれが、想像力を広げることにも役に立ちます。論理に縛られず、イメージが拡散するのに任せていくと、常人には思いつかないアイデアにたどり着くのです。これは、マインドワンダリングの産物なのです。

◆「男女7人夏物語」の神崎桃子

このドラマが放映されたのは1986年の7月から9月にかけてのことになります。バブル景気がまさに始まろうとしている、世の中が活気に溢れた時代でした。このドラマのヒロインも、ADHDの特性が濃厚です。

主演は、当時も現在も人気者の明石家さんまと大竹しのぶの二人です。いわゆるトレンディドラマの代表作となり、石井明美の歌う主題歌「CHA-CHA-CHA」が大ヒットしたことを覚えている人も多いかもしれません。

物語は隅田川にかかる清洲橋あたりが舞台です。明石家さんまが演じる今井良介のマンションと、大竹しのぶが演じる神崎桃子のマンションが橋を挟んだ位置にありました。

ある朝、良介が自室で目覚めると隣に知らない女性が寝ていた。それが桃子でした。酔って記憶をなくしていましたが、前の晩良介はバー「サンタモニカ」で会った桃子を部屋に泊めたのです。桃子にも記憶がなく、仕事先に電話をして慌しく出かけて行きました。

桃子は、ノンフィクションライターを目指している27歳の女性でした。やがて良介と桃子は互いの友人を交えて交流することになり、その中でいくつかのカップルが生まれることになります。当初は反目していた良介と桃子でしたが、いつしかお互いに惹かれ合っていることに気がつき、二人はついに結ばれます。

このドラマの中で何よりも注目すべきなのは、桃子の活動的で前向きな明るさです。彼女は仕事にも恋愛にも猛進し、ひるむことを知りません。一方で桃子はかなりのあわて者です。友人たちが行くことになっているコンサートのチケットを持ったまま仕事先に旅立ってしまい、彼女たちは会場に入れなくなってしまうというエピソードもありました。

不注意さが目立つ桃子は、友人から「あれの脳の中には棚がひとつしかないんだから。ひとつ何かが入ると、ひとつが抜け落ちちゃうんだから」と言われてしまいます。これはまさにＡＤＨＤの人が不得意なマルチタスク状況です。

仕事も一途になると、桃子は他のことが考えられません。良介とカップルになった桃子でしたが、突然マイケル・ジャクソンのツアーを取材する仕事が舞い込みます。桃子にとって長年の夢につながる大きなチャンスでしたが、米国に半年滞在する必要がありました。ためらいはあったものの、彼女は米国に旅立ってしまうのです。

桃子の魅力は、ＡＤＨＤ的な特性と密接に関連しています。即断即決や歯に衣きせぬ物言いは、ＡＤＨＤの衝動性につながるものがありますが、彼女はこうした特性を前向きに受け入れていて、視聴者にとってはそれがとても新鮮に思えたのです。

いじめの加害者になることは多い？

ＡＤＨＤの人には、イライラしやすく、ちょっとしたことで怒りが爆発するといった、衝動的な行動パターンがみられることがあります。普段はおとなしい子どもでも、突然キレて手をあげたり、つい「言い過ぎる」ことで人を傷つけたりします。

このような意味で、ＡＤＨＤの人が、いじめの加害者になることがあります。

しかし、だからといって、必ずしも加害者とは限りません。周囲とのコミュニケーションで失敗を繰り返すことがきっかけで、いじめの被害者にもなることも少なくありません。**また、衝動性はＡＤＨＤだけの特徴ではなく、ＡＳＤにもしばしば見られます。ＡＤＨＤの場合は、内面の衝動性のコントロールができないことによりますが、ＡＳＤの場合は「社会的にしてはいけないこと」の意識が希薄であることが関連しています。**

傷害事件などの刑事事件において、加害者の精神鑑定を行った場合、ＡＤＨＤが発見されるという経験をしたことがありました。

これまで、ＡＤＨＤの攻撃性に関しては、さまざまな研究が行われてきましたが、確定的な結論は得られていません。

マヌーザらは、ＡＤＨＤと診断されたニューヨーク地区の6歳～12歳の男児２０７例を追跡し、38歳時までの触法歴を調べました。その結果、逮捕歴、有罪歴、矯正施設への収容歴について、健常者よりも高率でした。

一方で、モルドーレはノルウェーの精神科で入院治療を行った５４１例の小児を対象に、19年から41年の経過を追跡しました。対象者の24％が何らかの犯罪行為を行っていましたが、ＡＤＨＤとの関連は認められませんでした。

このように、ＡＤＨＤと犯罪の関連は、結果が一致していません。

◆攻撃性と暴力性

ＡＤＨＤについて、必ずしも犯罪の頻度が高いとは言えません。ただし、ＡＤＨＤが関係する事件において、その衝動性が直接の原因になることはあります。

１９８１年に、「深川の通り魔事件」という重大な犯罪が起こりました。犯人の川俣軍司は、通りを歩いていた見ず知らずの幼児２名を含む４名を刺殺したのです。彼は覚醒剤の常習者でした。

精神鑑定の結果、覚醒剤の乱用に伴う精神疾患という診断が下されました。

一方で、この点は精神鑑定では見落とされていますが、川俣は子供の頃からＡＤＨＤの特性を示していました。小学校の指導要録には、次のような記載があります。


「落ち着きなく、注意さんまん」

「落ち着きはまったくなし。友達とけんかをよくする」

「少しのことでも、なぐったりする。また、おしゃべりがはげしい」

「いつもそわそわしておちつきがない。注意されたこともなかなか守れない」


ここには、ＡＤＨＤの特性である不注意と多動・衝動性が表れています。また前述した通り、薬物やアルコールへの依存症はＡＤＨＤによく見られるものです。

川俣は、職場での粗暴な行動や言動も目立ち、仕事を転々としていました。自分の悪口を言っていると聞かされた同僚を呼び出し、手鉤《てかぎ》の柄で殴りつけたこともありました。

もし児童期にＡＤＨＤであるとの診断が下り、適切な治療を受けていれば、このような悲惨な事件は予防できたと思います。

それまでは安定していた生活をしていた人が、何らかのきっかけで激しい攻撃性や暴力性を示す例もあります。

その患者は、営業という仕事がストレスになり、職場の人間関係もうまくいきませんでした。ケアレスミスが多く、上司の指示に適切に対応ができず、結果として、遅刻や無断欠勤が増え、大学卒業後に就職した会社を2年で退職しました。再就職した会社も2カ月で退職し、家に引きこもった末に精神科に入院となりました。

この男性は元来ADHDの症状を持っていましたが、学生時代までは大きな問題はなく、就労してから不適応が顕著となったケースです。

彼は自分の状態を次のように述べています。

「イライラすると、普段はサンドバッグを殴ったり、布団に向かって叫んでます。調子が悪いときは、何をしても楽しくない。叫ぶと落ち着きます。自分がこのような所に入院しているというのも、情けなくイライラします。布団を口にあてて叫ぶとすっきりします」

親がＡＤＨＤだと子もなりやすい？

ＡＤＨＤについては、一定程度、遺伝的なものがあると言われています。子どもなどの第一度親族はＡＤＨＤの罹患率が高い、二卵性双生児よりも一卵性双生児において障害の一致率が高い、といった報告がされています。また、同じ家系にＡＤＨＤとＡＳＤが混在することもあります。

しかし、親から子へと必ずしも遺伝するわけではありません。症状が表れても弱かったり、隔世遺伝として孫に症状が表れるなど、さまざまなパターンが見られます。ほかの精神疾患と同じように、ＡＤＨＤも、その根本的な原因は解明されていません。

とはいえ、ＡＤＨＤの原因は、家庭環境や親の養育状況によるものではなく、生まれつきの生物学的な要因と関連していることは、明らかです。

直接的には脳内の神経伝達物質であるノルアドレナリンとドーパミンの機能障害であるという説が有力です。ＡＤＨＤの治療薬も、そうした神経伝達物質の機能を改善するものです。

◆ＡＤＨＤの有病率

過去に行われたＡＤＨＤの出現頻度を見る研究は、結果にばらつきが見られます。

子どもの有病率の研究では、ＡＤＨＤは児童期において5～10％程度であると報告しているものが多くみられます。米国精神医学会の診断基準ＤＳＭ－５の解説では、小児の５％にＡＤＨＤが認められると述べられています。

性別を見ると、男子のほうが女子よりも発症率が高く、男女比は２対１から９対１と報告されています。ただし、成人になると男女差が小さくなるという報告が多くみられます。この理由としては、小児期において女子は多動よりも不注意のほうが主症状であり、男子よりも女子のＡＤＨＤは目立たないためと推測できます。

ロナルド・ケスラーらによる２００６年の米国の大規模調査は、18歳から44歳までの男女３１９９人に対して行われました。これによると、成人の４・４％がＡＤＨＤであると推定されました。また、彼らの研究では、ＡＤＨＤは男性に多く、離職率、失業率が高く、他の精神疾患と合併する確率も高く出ました。

以上より、**ＡＤＨＤは成人の約３～５％程度と考えるのが適切であるように思います。日本の人口でいうと、４００～６００万人というたいへんな数字に相当しているのです。**

以上から、ＡＤＨＤが頻度の高い精神疾患であることを認識することが重要でしょう。

落ち着きのなさは、本人の努力で治せる?

落ち着きのなさは、一定程度は、本人の努力によって抑えることができます。落ち着きなく身体を動かしてしまう症状を抑えるために、いつも米粒や粘土を持ち歩き、手で丸めている患者がいました。これはスポーツ選手が緊張する場面でガムをかみ、リラックスに努めるのと似たものかもしれません。

多くの場合、大人になると、傍目に明らかなほどの多動症状はおさまっています。これは本人の意識的な努力によるものです。しかし「じっと座っていないといけない」状況下で、内面の緊張や落ち着きのなさが高まることも珍しくありません。

もっとも、ADHDの人は、体を動かすことで内面の落ち着きのなさを解消しているため、それを完全にやめてしまうのもストレスになります。周囲の邪魔になるほどの貧乏ゆすりや騒音は困りますが、粘土を丸めることは問題ないですし、ゴムボールなどで手遊びをするぐらいなら、周囲から認められるでしょう。職場で意味もなく歩き回ったり、一方的に話しかけたりするのも、多動傾向のなごりの症状かもしれません。

さらに、「気が散りやすい」のも、職場におけるADHDの課題です。

取り組むべき仕事が目の前にあるのによそ見をしたり、席を立ってタバコ休憩やコーヒー休憩に行くことはしばしばみられます。やらないといけないとわかっていても、なかなか手がつけられないのです。「これでは仕事が進まない。集中しなくちゃ」などと自分に言い聞かせたところで、なかなか改善されるものではありません。

ADHDの人は、興味のあることには「過剰集中」によって没頭し大きな成果をもたらすことがある一方で、興味のないことには、まったく集中できず、周囲に関心が向いてしまうので気をつける必要があります。

また、強い衝動性のため、仕事をしている際に、ほかのことに気を取られると我慢ができずにそちらに関心が奪われてしまうのも、ADHDの特徴です。他のことをしてしまうので、肝心の業務がいつまでたっても進まないといったことになりかねません。

しかし、工夫のしようはあります。例えば、1時間集中するのが難しいなら、「○枚書類を処理したら休憩」「1分だけでいいから机に向かおう」などと細かく目標を設定し、それをクリアするたびに休憩を挟むようにすると、モチベーションを保ちやすくなります。

また、「仕事中についネットを見てしまう」ならネットを一時的に切断してしまう、「エアコンや周囲の雑談などの音が気になる」なら耳栓をする、個人用のパーテーションをつける、などの工夫で改善することがあるのです。

「不注意、集中力の障害」は普通の人の「うっかり」とどう違う？

両者は、表面的には似ている現象だと思います。具体的には、「忘れ物をする、落とし物をする、余計なことに気を取られる」、などです。

ただし、普通の人のうっかりはあくまで一時的なものでしょう。場所や状況が限定的で、一過性です。

一方、ＡＤＨＤの人は、子ども時代も思春期も、大人になってからも、あらゆる時期に不注意の症状が継続的に表れているのが特徴です。

例えば、幼児期においては、「積み木で遊んでいたかと思うと、すぐ他のことに気を取られミニカーで遊び始める」、児童期以降は、「帽子やカバン、教科書などを学校に忘れる」「家族と外出した時に迷子になる」。成人になっても、「スマホをよくなくす、大事なアポを忘れて別の予定を入れてしまう」などが典型例になります。

また、ＡＤＨＤでない人の「うっかり」は、悪い条件が重なったときに起こります。さらに、どうでもいい用事を忘れることはあっても、大事な用事は決して忘れないでしょう。その区別は明らかです。

しかしADHDの人は、大事な場面でも、そうでない場面でも、同じように不注意が表れることが珍しくありません。

先に挙げた「羽田空港と成田空港を間違える」事例は、うっかりというレベルを超えています。普通、それほど重要なことを間違えることはないでしょう。高学歴で有名大学を卒業している人であっても、ADHDではこうした不注意が起こるのです。

さらに、ADHDにおいては不注意の表れとして、**交通事故を起こしやすい**というデータもあります。バークレイらは、105例の成人ADHD患者を対象に調査をしたところ、健常群と比較して、ADHD患者の交通違反や事故の頻度が高率でした。

私自身も、診療をしていて驚かされることがあります。

私は世田谷区と品川区の2つの大学病院で診療をしているのですが、自分で品川区のほうに電話して予約したにもかかわらず、世田谷に来てしまう人がときどきいるのです。これまで数カ月に1回、このような患者から「今、烏山病院にいるのですが、どうしたらいいですか」と受付に電話がかかってきました。

職場でも、このような特性のある人だということを周囲が理解し、サポートできればいいのですが、いちいちミスを咎め、それを本人の能力不足ややる気のなさの表れだと誤解される職場では、人間関係が悪化してしまうので注意が必要です。

◆ADHDには専門職が多く、ASDには定型的な事務職が多い

ADHDの注意機能については、特定の事柄に注意を向け続けることができない「持続性」の障害に加えて、周囲のさまざまな事柄に注意を配分できない「分配性」の障害、そして必要に応じて注意の対象を切り替えることができない「転換性」の障害もあります。**要するに、「周囲全体にそれとなく注意を向けること」や「いくつかの事柄にうまく注意を分散すること」が苦手なのです。対象が複数あると、注意の切り替えがなかなかうまくいきません。**

一方で、「注意欠如多動性障害」という病名とは矛盾していますが、ADHDの人は、注意力が全く欠如しているわけではありません。逆に、特定の事柄には、過剰に集中することもみられます。

とはいえ、通常ADHDの人たちは不注意で、ケアレスミスが多いのは事実です。また課題をこなしているときに予想外のアクシデントが起こると、注意を向ける方向がわからずにパニックを起こすことも珍しくありません。

こうした特性を持っているため、一般に、ADHDの人は総合職的な事務職は苦手とし

ているようです。

以前、烏山病院に通院している発達障害の患者を対象に、仕事の内容を調べたことがありました。すると、ＡＤＨＤの人は専門職が多く、ＡＳＤの人は定型的な事務職が多いという結果が出ました。

ＡＤＨＤは静かなデスクワークが苦手で、マルチタスクも混乱の種になります。自分の裁量でできる仕事、例えばイラストレーター、作家、コピーライター、プログラマーなどの分野が多かったのです。

一方ＡＳＤは、決まった作業を続けることは比較的得意で、デスクワークも苦にはなりませんが、周囲に突然話しかけられたり、新しく指示をされたりすると、やはり混乱しやすいという特性を持っています。

私たちの調査の結果、ＡＤＨＤ１４５例のうち、専門的・技術的職業が48％、事務従事者34％、サービス業６％、運輸・包装・清掃６％という内訳でした。また、ＡＳＤ３４８例のうち、事務従事者が54％、専門的・技術的職業26％、運輸・包装・清掃８％、サービス業５％でした。

「活動的」「活発」は普通の人とどう違う?

これも前項の答えと似ていますが、表面上は違いがわからないかもしれません。ADHDの多動・衝動性に基づく行動は、「エネルギッシュで活動的」に見えることがあります。ただし、一言加えるならば、ADHDの人の行動は「なぜそこまで?」と言いたくなるほどに、過剰となる傾向がみられます。

また、明らかにやり過ぎのこともみられます。さらにこのような特徴は、別のADHDの特性である過剰集中とも結びついて、時には躁うつ病の「躁状態」が疑われるほどの活動性を示します。

千円札の肖像にもなった偉人、**野口英世**もADHDだったと考えられます。米国における研究生活において、彼は寝間着を持っていなかったというのです。朝も夜も研究を続け、疲れたら靴を履いたまま寝てしまい、目が覚めるとそのまま研究を続けていたのでした。

不眠不休で働き続ける彼の様子を、ロックフェラー医学研究所の同僚は、「人間発動機」「24時間仕事男」と呼んでいました。

野口英世のように、幸いにもその活動性が大きな業績につながることもあります。ただその場合でも、過剰な活動性が永遠に続くことはありません。休まず動き続けていれば、だれでもいつか限界はやってきます。

あるＡＤＨＤの銀行員は、「自分はいつも倒れるまで仕事をしていた」と言いました。文字通り、寝食を忘れて仕事をしてしまうのです。彼は「そうしないと周りの同僚に負ける」と説明しましたが、それにしてもやり過ぎです。

その結果、オーバーワークのために彼は倒れてしまい、うつ病を2度発症して休職しました。

◆ADHDの話し方……なぜズレるのか？

ADHDの人は、話し方も、普通の人より早口で、落ち着きなく過剰さを感じさせることが多いと思います。

さらにいうと、話の要点がズレることも、よくあります。ＡＤＨＤの当事者は、相手のほんの一言に反応して、思いついたことを一方的に話し続けてしまいがちだからです。

休職していたＡＤＨＤの患者が「就職説明会に行ってきた」と言うので、「何社ぐらいの説明を受けましたか？」と尋ねました。彼は、こちらの質問には答えず「自分はこういう仕事をしたいから就職説明会に行ったんだ」という話を延々と続けました。

彼は、自分の考えを伝えたいという衝動を抑えられなかったのです。話の合間で、もう一度、同じ質問をすると、彼はやっと「１社だけです」と教えてくれました。

このようにADHDの人には、話の要点を捉えずに、自分の関心に従って、たった一言に強く反応してしまうという傾向がみられます。

そのために、相手が何を聞こうとしているか理解しようとしないで、話がズレてしまいがちになるのです。本人は、その点に自覚がないことも多く、話もどんどん長くなるのです。

けれどもこうした会話は、職場など社会生活においては大きなマイナスです。相手の話をきちんと聞き、それに対して話を進める工夫は重要です。

「段取りの悪さ」は普通の人とどう違う？

成人におけるＡＤＨＤは、「締め切りを守れない、段取りが下手で完結できない」、といった生活上の障害を抱えることがあります。優先順位がつけられないという話もよく聞きます。また、主婦の方が、炊事や育児を苦手とするケースもあります。

こうした問題に共通して言えるのは、「物事の全体を見て計画を立てる」のが苦手だということです。１つのプロジェクトにＡとＢとＣとＤという作業があるとしたら、まず優先順位を検討し、その順に作業を進めていくのが普通です。長期的で大掛かりな仕事になるほど、こうした段取りが大切になります。

しかし、ＡＤＨＤの人は、全体を見ずに、目の前の１つ１つの作業に囚われてしまいがちです。Ａがしたいと思えばＡ、Ｄがしたいと思えばと、衝動的に飛びつく傾向が強いのです。

そのせいで、１つのプロジェクトを進める上では優先度の低いところに時間を費やしてしまうことも珍しくなく、肝心な作業がおろそかになってしまいます。これは、本人にやる気がないわけでも、サボっているわけでもないのです。

頭では、やらなければいけないことを、わかっています。それでも、目についた「興味のあること」を優先してしまうのです。そのため、例えば掃除をする時を例にあげると、「引き出しのなかはキレイに片付いていても、部屋全体はグチャグチャのまま」といったことが起こるのです。

そんな様子は、周囲の同僚や上司には、肝心なことを「先延ばし」にしているように見えるかもしれません。仕事ができない社員として、評価が下がる原因になると思います。

ADHDの先延ばしグセも、計画性のなさと関連しています。締め切りの存在は理解していても、そこに至るまでにどんな作業が必要で、どのぐらいの時間が必要なのか、いつまでに手をつけないと間に合わないのかといったことが、しっかり認識できないのです。

さらに、あと何日、あと何時間といった時間の感覚も、希薄です。その結果としてスケジュールを管理できず、仕事の約束を守れないことも起きてしまいます。

先送り癖の結果として、締め切り直前になり、追い詰められてようやく手をつけるパターンも多いです。そんな時には驚異的な集中力を発揮し、短期間で乗り切ってしまうことも、ADHDの人には見られるのです。

このことがかえって先延ばしグセを助長してしまいます。この結果、物事を先延ばしして最後に過剰集中してがんばるといったことが、パターン化してしまうのです。

「わかっていても遅刻」するのは、なぜ？

ＡＤＨＤの人に遅刻が多いのは事実です。待ち合わせの時間を忘れたわけでもないのに、平気で1時間ぐらい遅れてくることもあります。社会人にとって「時間を守る」のは基本と考える一般の人には、首をひねる事態でしょう。

この場合も原因は、計画性のなさです。Ａ地点からＢ地点に移動するのにかかる時間を予め想定しておく、これだけのことがＡＤＨＤの人には不得意です。大事な約束が迫っているのがわかっていても、「今、これがしたい！」と思い立ったら、とことんやらないと気が済まないのです。

本人は、「そんなことをしている場合ではない」とわかっていますし、焦る気持ちもあるのですが、どうしても気持ちが切り替えられません。ＡＤＨＤの人はいつも「その時やりたいこと」が最優先事項であって、そのほかのことはなおざりになるのです。

同じ理由で、ＡＤＨＤの人は準備が苦手です。

彼らは、事前の準備をなかなかしません。たとえば、「明日は病院に行くから、診察券と財布をカバンに入れておこう」と準備しておけばいいとわかっていても、なかなかしようとしません。出かける直前になって、慌ててバタバタ準備をするので、時間がかかって遅刻をし、忘れ物も多くなります。

これに対する一般的な対策としては、約束の時間のみをスケジュールに書くのではなく、そのための準備に必要な時間も考慮して、動き始める時間を書き込む、その時間になったらアラームが鳴るようスケジュールアプリを設定する、などが考えられます。

ただし、彼らにそもそも時間にルーズという特徴があるのも事実です。おそらく、「ちょっとくらい遅れても大丈夫」と、心のどこかで思っているのでしょう。

これに加えて、ASDと比べるとADHDは、昼夜のリズムを崩しやすく、「朝起きられない人」も目立ちます。この傾向は、思春期から顕著になり、不登校などの原因の1つとなっています。

ADHDの遅刻グセは、その約束が好きか嫌いか、相手のことが大事かそうでないか、とも関係がないようです。本人が楽しみにしている約束でさえも遅刻をすることは珍しくありません。

もっとも、遅刻を繰り返す本人にはサボっているという意識はありません。実は、自身のそうした行動パターンに当惑していることも多いのです。

集中持続は、訓練すればできるようになる？

残念ながら、注意、集中に関して、だれにでも効果のある定まった訓練方法というものはありません。

前述しましたが、「飽きっぽさや先送り癖のせいで仕事は遅々として進まないが、後半になると過剰集中によって大逆転してみせる」というパターンは、ＡＤＨＤによく見られる特徴です。

しかし、過剰集中にはその後、オーバーワークによって疲弊してしまい、日常生活に支障が出るなど、それなりの反動を伴うこともしばしばです。

そんな危なっかしい様子を眺めている周囲の人は、次のように思うかもしれません。最初から「そこそこの集中力」を発揮し、着実に仕事を進められないものだろうか。あるいは、他人が見たらムダな作業に没頭してしまう傾向を矯正し、より意義のある作業に集中力を振り向けることはできないだろうか。

しかし、彼らのこうしたパターンは、簡単には変えることはできません。

ＡＤＨＤ特有の過剰集中は、本人のなかで何らかの「スイッチ」が入ることで、始まります。

興味のないことには、彼らはなかなか集中できません。その瞬間に本人が興味のあることや、もともと好きなことなど、いずれにせよ特定の対象に対して、過剰集中のスイッチが入るのです。

ですから「大好きな絵なら1日中でも集中して描いていられるけど、学校の勉強はまったくしなかった」といった、極端なことが起こってしまいます。

もっとも、年齢を重ねるうちに、本人の好きなこと、やりたいこと自体が変わることもあります。しかし世間一般で言われる「やらなければいけないこと」「やったほうがいいこと」に都合よく興味が移るかというと、必ずしもそうはならないようです。

野口英世は、寝る間を惜しんで研究に没頭し、3度もノーベル賞候補になりました。彼の場合は幸いにも、研究そのものが好きな対象だったのです。

野口英世は、自分の実験だけではなく、他人の実験まですべて、自分の手で再現実験をしていきます。このような仕事ぶりは、普通の人が真似できるもの、努力で追いつけるものではないでしょう。

「物忘れ」は、ド忘れとどう違う？

ド忘れは一般的に「よく知っているはずのことを、思い出せない」ことを意味しています。また、物忘れは、ＡＤＨＤにひんぱんに見られる症状です。

子どもの頃は、帽子やカバン、鍵、授業で使う体操服や必要なプリントを持って行かなかったりします。大人になってもそれは続き、外出時にスマホや携帯電話を忘れる、ノートパソコンを持って行かない、外出中に目的地の場所がわからなくなる、といったことがしばしばみられます。

ここにも不注意の問題が絡んでいるのですが、もう1つ言えるのは、**ＡＤＨＤの人は短期記憶があまり得意でない、記憶がなかなか定着しない**ということです。話し言葉で聞いたことを、スルーしてしまうことがよくあります。

短期記憶とは、数秒間しか保持できない一時的な記憶で、新しい記憶が入ってくることですぐに忘れる記憶です。数年から数十年と保持できる長期記憶とは区別されます。日常、計算や読み書きをする上でも、一時的に記憶を保持する能力は欠かせません。そのため、短期記憶は「ワーキングメモリ」（作動記憶）とも言われます。

ＡＤＨＤの人は、この短期記憶が保持できないことが珍しくありません。特に、人に言われた話し言葉が記憶に定着せず、すぐに忘れてしまう傾向が強いようです。

例えば、職場の上司に「この仕事を進めておいてくれ」と命じられた時のことを想定しましょう。その場では「はい」と返事をするでしょうし、本人もしっかり覚えたつもりでいます。それなのに数秒後には指示をされたことを忘れてしまい、後で上司にひどく叱られることになるのです。

この問題を防ぐには、「聞いたことはすぐに紙にメモをする」などの対策が必要です。

また、ほんの数秒前のことが覚えられないために、同時並行で物事を進める、いわゆる「マルチタスク」的な状況も苦手としています。

１つ１つの作業は難なくこなせても、それが同時に発生すると慌ててしまいます。例えば、不意に用事を頼まれたり、電話が鳴ったりするだけで混乱してパニック状態になり、目の前の業務も、新たに頼まれた仕事もこなせなくなります。

短期記憶が苦手だと、数人での話し合いもうまくいきません。**1対1の対話なら問題なくても、5人、6人が話し出すと、ついていけないのです。**話す人が変わるたびに、注意をシフトするのも苦手なのです。結果、多くの場合は黙ってしまうか、テーマと無関係な発言をしてひんしゅくを買うことになりがちです。

「片づけられない」は、どうすれば改善できる？

最近になり、様々な「断捨離」本がベストセラーになっているのを見ると、「片づけられない」ことはADHDだけの問題ではないと思います。

とはいえ、ADHDに「片づけられない」「モノを捨てられない」人が明らかに多いことも事実です。

ある患者さんはモノを捨てられない理由について「（今は特にあてはないが）きっと後で使うから捨てられない」と言っていました。ここまで触れてきた、段取り下手、計画下手、先の計画が立てられないといったADHDの特性が表れています。

一口に片づけと言っても、どんな分類で、どんな順序で、どの場所に収納するか等、事前に計画を立てないことには、スムーズに進められません。

また、モノを捨てられないのは、先々を考えて計画を立てられないことに関連しています。「長い間使っていないから必要ない」と、見切りをつけることができないのです。

その結果、自宅の部屋も会社のデスク上も、たくさんのモノが積み上がってしまい収拾がつかなくなります。時にはモノが山のように積み重なって、寝る場所もなくなります。

周りに注意されて、片づけを決意するものの「どこから手をつけていいか、わからない」ということになります。

それでは、片づけのためには、どうしたらいいのでしょうか。

ある患者さんは、「すべてのモノを大カテゴリーに分ける」という対応策を行っていました。つまり、分類を思い切ってシンプルにするのです。

ごく大雑把に、衣類、本、そのほか、というふうに分け、そのカテゴリーによってすべてのものを分類するのです。これだけでも、見た目はだいぶ片づきます。片づける場所を細かく決めたり、本を「あいうえお順」に並べたりしようとすると、時間がかかって仕方がありませんし、途中で挫折してしまいます。

大雑把に分類をした後に、モノを捨てることになります。きちっとした整理整頓は諦めて、見た目だけでもきれいになればよしとします。その上で、カテゴリー別に分けたもののなかから、不必要なモノは捨てていくとよいでしょう。

ただし、このような方法がすべての人に有効とは言えません。重要であるのは、細部にこだわると片づけはまったく進まないので、全体を見通して進めることです。

ちなみに、ＡＳＤの人は「過剰に片づけている」人が多い印象です。彼らはきちんとし過ぎており、潔癖症の人もいます。

チェックリストで「グレー」なら、周りに伝えるほうがいい？

確かに、本書で紹介したように、発達障害の傾向の有無を調べるチェックリストは、ある程度は目安になります。しかし、チェックリストによって「グレー」という結果が出たとしても、それはあくまで「可能性がある」という段階です。病院を受診して、発達障害の診断がつくかどうかはわかりません。

このため、発達障害をカミングアウトするのは、適切とは思えません。

病院で発達障害の診断をする際には、過去の生活歴や症状について、子供時代にさかのぼり、1時間あまりいろいろな角度から質問します。健康な人であっても、仕事が多忙を極めて疲れがたまれば、忘れっぽくなったり不注意になったりします。そういう状態としっかり区別するために、詳しく経過を検討する必要があるのです。

このようなプロセスを経過しても、医師の診断が誤っていることは少なからずみられます。チェックリストで代用できるかというと不十分であることは明らかで、チェックリストはあくまで「参考程度」と考えてください。

当事者の方が、悩みながらもカミングアウトを試みる気持ちも、わかります。カミングアウトできないせいで被る苦しみも、重大なものがあるからです。

カミングアウトしなければ、その人が発達障害の傾向があっても、周囲は気づいてくれません。発達障害の特性をすでに理解していて、「あの人、もしかしたら……」と察してくれる人は、稀にしかいないでしょう。

そのために、失敗を繰り返すことで、「無礼な人」「仕事ができない人」「サボりがちな人」と思われてしまうのです。これは当事者にとって、大変な苦しみでしょう。

「自分はどうやら発達障害の傾向があり、周囲とよく衝突する。自分も辛いし、相手も嫌だろう。でも、それは発達障害の特性によって起きている。そこを理解してもらえたら、どんなにお互いにラクだろう。勇気を出してカミングアウトすれば、逆にサポートしてくれるようになるかもしれない。お互いにストレスが軽くすむかもしれない……」

というように考えるのは、自然なことです。

しかしすでに触れたように、職場においても、カミングアウトを経て実際にサポートしてもらえるようになる場合もあれば、会社によっては逆に扱いが厳しくなり退職に追い込まれる場合もあるのです。

まして「チェックリスト」による結果だけを頼りにカミングアウトするのは、危険が大きいです。あくまでも目安にとどめ、正確な判断には必ず医療機関を受診してください。

「この人、そうなのかな」と思ったら、どう接するといい？

これは例えば、「会社の同僚や部下にＡＤＨＤの疑いがある」というケースでしょう。周囲は、その人の特性を理解し、それをサポートするのが重要です。ただし、当人との関係によって、対応の仕方は異なる面があります。

例えば、ＡＤＨＤのために短期記憶が苦手で、口頭で指示をするだけではよく忘れるといった場合は、指示書を書いて渡す、口頭での指示の後にメールでリマインドする、などの方法が有効です。

物忘れがひどいのであれば、このように、後で「文字で確認できる」ようにし、思い出す癖をつけさせるのです。それこそ「羽田空港と成田空港を間違えてしまう」人には、前日にメールで念押しするとよいでしょう。

あるいは、段取りが苦手な相手には「○日の○時までに、この作業を終わらせてください。○日までに、一度報告してください」などと、具体的な指示をすることが役に立ちます。

覚えておく必要があるのは、ＡＤＨＤの人が何か問題を起こしたとしても、それは本人

の「だらしなさ」のせいではないということです。あるいは、仕事にやる気がないためともいえないのです。

仮に、だらしなく見える部分があるとしても、その背景にはＡＤＨＤの症状が存在しています。ＡＤＨＤの特性のために起きている問題を叱責しても、感情的になるだけで問題の解決にはなりません。

ＡＤＨＤの特性を持つ人に対しては、周囲の接し方次第で、仕事ぶりがまったく変わることがあります。

ある患者は40代の公務員でした。当人は段取りが悪いことは自覚しながら仕事を続けていました。それでも大きな問題には至らなかったのですが、上司が変わったことで状況が一変しました。

その上司は、仕事が遅いと文句を言い、ミスがあると他の職員の前で叱責し、「お前なんか何の役にも立たない」となじりました。

数カ月間、上司からのプレッシャーに悩まされたその患者は、ゆううつさが強くなるとともに夜眠れなくなり、精神科を受診しなければならなくなりました。

相手が子どもであれば、「悪いところは目をつぶって褒めてあげる」よう心がけている方も多いかもしれません。そのような対処方法は、大人が相手でも有効です。ただ叱るだけで、問題が解決するものではありません。頭ごなしに叱るよりも、一緒になって対策を考える。これを基本としましょう。

◆不適応なケースにはどうしたらよいか

個人個人、状況は異なっていますが、周囲の協力があっても、明らかに仕事のパフォーマンスが悪かったり、作業スピードが遅かったりするケースも存在しています。

そうした場合は、やはり会社の管理部門の関与が必要となります。上司は会社の産業医に相談し、産業医は必要に応じて専門医への受診を指示することになります。

その後の対応は会社によって異なっていますが、専門医でＡＤＨＤなどの診断がついた場合、精神科の治療を要する場合には休職をすすめられたり、異動を求められたりすることもあるようです。

また一部の会社で、障害者雇用への変更を求めてくる場合もありました。このような申し出は本人の状態に基づいて行われる場合もありますが、会社側の都合を押し付けている場合もみられるので、慎重な判断が必要となります。

3章

「アスペルガー」はもう古い？「ASD」の誤解と真実

――なぜ空気が読めないのか

ASDは親の養育・愛情不足が原因？

今でもこのような説を述べている自称専門家が存在しているようですが、**「自閉症などのASDは親のせい」というのは俗説に過ぎません。現在は完全に否定されています。**

実は、昔は、親の養育の失敗、愛情の不足などと、親が悪者にされることが、公然と行われてきました。そのような学説に関連する本も、多数出版されました。けれども、その後の研究が進むにつれて、このような考えが医学的にまったく根拠のないものであることがわかってきました。

もちろん、親の養育の失敗や愛情の不足が、患者の経過や幸福感に影響することはあるかもしれません。けれども、そのことが病気の発症の原因ではありません。

ASD（自閉症スペクトラム障害）は、かつて広汎性発達障害と呼ばれた疾患の総称です。自閉症やアスペルガー症候群が、このカテゴリに含まれています。スペクトラムとは、「連続体」という意味です。ごく軽症の人から重症の人まで、さまざまなレベルの状態の人が分布していることを指しています。

ASDの主な症状は2つに分けられます。1つは「コミュニケーション、対人関係の持続的な障害」です。

具体的な内容としては、「相手の心情を、表情や言葉のニュアンスから察することが難しい」ことや「場の雰囲気を読むことができない」ことなどを意味しています。対人関係が不良な結果、自閉的な生活や引きこもりの症状につながることもあります。

もう1つの症状は、「限定され反復的な行動、興味、活動」です。これは、手や指を動かしたり、捻じ曲げたりするなどの機械的、反復的な動作を繰り返すことや、独特のこだわりによって、特定の事物に強い執着を示すことなどを意味しています。

ASDの人はこだわりが強いため、対人関係を含めて、状況に応じた柔軟な対応を苦手としています。日々の生活において、自分なりのマイルールがあり、その決まりをしっかり守ろうとすることも特徴です。

一方、彼らは、数字の記憶やカレンダー計算、パズルなど、一定のルールがある作業は得意とする傾向にあります。

◆遺伝的な要因も

親の養育・愛情の不足が原因でないとしたら、何がASDの原因なのでしょうか。

その答えは、まだ解明されていません。

今わかっていることとしては、遺伝的な要因が大きいことです。

最近の双生児研究では、ＡＳＤの一卵性双生児の一致率が88％、二卵性双生児の一致率が31％と報告されています。また近親者にＡＳＤがいると、診断基準を満たしていない場合であっても、対人関係やコミュニケーションに問題を抱えるケースが多いようです。これらは遺伝的な要因の重要性を示す所見です。

また、特定の遺伝性疾患を持つ人に、ＡＳＤの合併率が高いことも知られています。例えば、「フラジャイル（脆弱）Ｘ症候群」です。これは、Ｘ染色体上の遺伝子異常を原因とする疾患で、知的障害、情動不安定、自閉症症状などの精神症状に、細長い顔、大耳介、扁平足、巨大睾丸、関節の過伸展などの身体的特徴を伴うものです。

結節性硬化症においてもＡＳＤの合併は高い率を示しています。この疾患は遺伝性の母斑症（神経皮膚症候群）の1つです。顔面の血管線維腫、てんかん、知的障害が特徴的で、全身に多数の良性腫瘍を伴うこともあります。そのほか、レット症候群、アンジェルマン症候群などの遺伝性疾患においてもＡＳＤ症状を示す頻度が高いことが知られています。

このように遺伝的な要因が大きいと考えられているＡＳＤですが、遺伝以外の要因も検討されています。例えば、妊娠中の子宮出血、母親の糖尿病、周産期の低酸素状態などが、子供のＡＳＤの危険因子と考えられています。

自閉や〝空気が読めない〟の原因は対人恐怖？

対人恐怖が原因で自閉的な症状や「空気の読めなさ」が生じる場合もありますが、それは発達障害とは異なるものです。

これは、「対人恐怖症」と診断されることもあれば、「社会不安障害」、「社交不安障害」という病名がつくこともあります。

また、統合失調症の初期段階においても人を怖がり、そこから被害妄想に進展していくこともみられます。

自閉症の症状は、対人恐怖とは異なり、むしろ「他人に関心がない」「人との関わりをあまり好まない」ことに基づいています。対人恐怖においては、人と関わろうとしてもできないことから不安や恐怖心が生じるわけですが、自閉症などのＡＳＤにおいては、そもそも他人に関心が薄いのです。

その結果、「他人の気持ちを理解しない」、「場の空気を読めない」といった特徴につながり、周囲からの孤立を招くことになります。

ASDの人が一見、他者との関わりに積極的であるようでも、実際には働きかけが一方的で、適切な関係を構築できていないケースもよく見られます。

以前、次のような研究をしたことがあります。

ASDの人が、他人と会話をするときの視線を、アイトラッカーという機器を用いて計測しました。

普通の人は、会話をしながら相手の顔や目を見ることが多いのです。

ところがASDの人は、相手の顔や目ではなく、体や背景を見る頻度が高率でした。

ASDの子供においても、多くの場合、集団のなかにいるのに奇声を上げたり、跳ね回ったりと、他者の存在を気にかけることがありません。

ASDの人は、「人嫌い」というほど他人を積極的に嫌っているのでもないし、他人に不安や恐怖を感じているわけでもありません。むしろ、他人を気にしないし、視界に入っても特別な存在と認知しないのです。

アイトラッカーの研究は、この点を実証したものとなっています。

ASDの人は、自分が思ったことや本当のことを言いたい、という気持ちを抑えることができません。それが「相手の都合も顧みず、自分が思ったことを話し続ける」「唐突な発言をする」など、周囲に対する配慮の欠如として表れます。

一方でＡＤＨＤにも、衝動性の表れとして「思いついたことを言わずにいられない」傾向がありますが、ＡＳＤの人は「自分が話していい状況なのかを認識できていない」ことが原因で、同様な行動がみられるのです。

その結果として、周囲から浮いてしまうことになりがちです。さらに、「空気が読めない」「わがままで身勝手」な人間として扱われることになりかねません。本人も、自分が「変わった」人間であると見られていることに気がつき、自分から距離を取り引きこもっていくケースもあります。

事実、鳥山病院の専門外来を受診したＡＳＤ患者３０２例について、健常者と比較したところ、いじめの被害、不登校、引きこもりなどが高率でみられており、これに対する対策が求められています。

オタクの人たちとＡＳＤには、かなりの共通点があると思います。

ＡＳＤ特有の「同一性のこだわり」とは、特定の対象に対して強い興味を示すことを意味しています。

例えば、彼らは外出の道順や物の位置、あるいは数字などに固執します。興味の対象を細かく記憶したり、記録したりすることに熱中することもあります。彼らの知的レベルは正常かそれ以上であることが多く、ＩＱを調べても非常に高いケースも少なくありません。その一方で、対人関係は得意とは言えないのです。

こうしたＡＳＤの特徴から「オタク」の人たちとの共通点を見出すのは、さほど難しいことではないでしょう。

精神科医の本田秀夫氏は、大人のＡＳＤのイメージを、次のように書いています。

「雑談はあまり好まず、自分に関心のある話題に限局しがちである。関心のない話題ではあまり周囲に合わせようとせず、興味がないことが露骨にわかってしまう。関心のある活動には他者の目を気にせず熱中する」

「状況判断能力に乏しく、場違いな言動で周囲をハラハラさせることや、空気を読まないと評されることがしばしばある。他者の考えに無頓着で、自分が他者からどのように思われるかも気にしない」

これらは、いかにも「オタク」的な人物像を想像させるものです。

ASDの人たちにおける、特定のものに対するこだわりの強さは、オタクの人たちの特徴に通じています。「機械好きで、電車や重機を何時間でも眺めていられる」といったオタクの人たちの行動パターンは、ASDにおいてもよくみられます。実際、オタクの人たちがASDと診断されることも、少なからずあると思います。

以前に受診したASDの人で、「漢字」が好きな男性がいました。彼の話によれば、小学校2年生の頃の愛読書は漢和辞典だったというのです。漢和辞典であれば何時間でも眺めていられて、画数が多い、難しい漢字であるほど好きだった、ということでした。これもある種のオタクと言えるかもしれません。

アメリカのテレビドラマ『ビッグバン★セオリー ギークなボクらの恋愛法則』は、非常にIQが高い、オタク的な登場人物たちが、奇妙なやり取りを繰り返す人気のシリーズです。このなかの何人かは、明らかにASDでしょう。

比喩や冗談が通じないのは、なぜ？

ＡＳＤの人は、言葉の裏に隠れている意味を読み取ることが苦手です。比喩や冗談、皮肉などを理解できずに、言葉の通りに受け取ってしまいがちです。「適当な冗談」が通じないのです。些細なことに思われるかもしれませんが、これでは日常的なコミュニケーションをとるのも難しく、良好な人間関係を築くことができません。

彼らは、曖昧な言葉も苦手としています。

２０１６年に大ヒットしたドラマ「逃げるは恥だが役に立つ」（ＴＢＳ）の原作コミックに、次のようなシーンがあります。ヒロインである森山みくりと、その同居者である津崎平匡のやりとりです。津崎は、「適当に」という言葉に納得ができないのです。

津崎　「にんにくすりおろし、ひとかけって、チューブでいうと何cmですか」

みくり「適当でいいですよ？」（ＡＳＤの傾向のある津崎、スマホで「ひとかけ」を調べる）

津崎　「メーカーの見解ではにんにくの場合ひとかけ約５ｇで小さじ１杯、しょうがの場合ひとかけ約15ｇで大さじ１杯だそうです」

さらに、表情や声、身振り手振りといった非言語的なコミュニケーションから相手の気持ちをくみ取ることも苦手です。そのために、お世辞や社交辞令も、真に受けてしまいます。それでも、成長する過程で「こんな時はこう振る舞えばいい」というパターンを学習していくケースもみられています。

次に紹介するのは、「友達の輪に入れない」「何をやってもうまくいかない」と言って、専門外来を受診したＡＳＤの例です。

彼は幼い頃から神経質なところがあり、ちょっとしたことがきっかけで、怖がったり泣きわめいたりすることがありました。それは小学生になっても同様で、同級生の何気ない一言で泣き出したり、勉強ができないとパニックを起こしたりもしました。

中学生になると、彼は「道草を食わないように」と指示を受けて「道に生えている草を食べたりしない」と言い返しました。また、テストで「適当なものに○をつけなさい」という問いに対して、いい加減に○をつけて提出したこともありました。

これらのエピソードには、ＡＳＤの「言葉の裏に隠れている意味を読み取ることができず、言葉の通りに受け取ってしまう」という特性が、よく表れています。冗談のように聞こえるかもしれませんが、本人は至って真面目なのです。

「段取りが苦手」は、なぜ？

気が散りやすいＡＤＨＤの人と違い、ＡＳＤの人は「決まりきったことを正確にこなしていく」ことは比較的得意としています。

たとえば、「作業Ａの後に作業Ｂをする」など、決まりきった手順に強いこだわりがあり、それを守っている限りは、彼らは平均以上の仕事ぶりを見せるのです。ただし、急な計画変更や、誰かの代わりに務めるよう命じられると、とたんにオロオロしてどうしてよいかわからなくなることが、しばしばみられます。

作業の進行が「ゆっくり」でいいなら、落ち着きを取り戻して新たに段取りを考えることもできるかもしれません。

しかし突然イレギュラーな要素が入り込み、せかされて処理をしないといけない状況においては、それまでの段取りが乱されてどうしていいのかわからなくなるのです。こうしたことが、「段取りの悪さ」というかたちで表に出てきます。

つまりＡＳＤの人は、不意打ちに弱いのです。考えや気持ちを切り替えられない、融通が利かない、ともいえるでしょう。

彼らは、会話をしていてもアドリブが利きません。自分の得意な趣味の話や仕事の話なら滞りなく話せても、例えば、漫才の「ツッコミ」のような不意打ちを食らうと、頭のなかが真っ白になり、黙り込んでしまいます。

急に、「何か面白い話、してくださいよ」と無茶振りされた状況を想定してみましょう。話し好き、お笑い好きの人ならば、喜んで面白い話を披露できるかもしれません。また、普通の人でも、「そんなこと急に言われても、できませんよ」と笑ってごまかすぐらいのことはするでしょう。

しかし、こういった場合、ＡＳＤの人は完全にフリーズしてしまいます。一言も言葉を発せないまま、その場で立ちすくんでしまうのです。彼らは、真面目に考えて、「面白い話」をなんとしても答えようとするからです。

一般的には、ＡＳＤの場合は、自由な会話は苦手な傾向があります。従って、いわゆる世間話をしないといけない場面は、かなりの苦痛のようです。

前述の通り、「他人に関心がない」「人との関わりをあまり好まない」、また「他人の気持ちを理解しない」「場の空気を読めない」といった傾向が、ＡＳＤにはあります。そもそも他人との会話に興味がないし、「こんなことを話したら相手はどう思うだろう」と想像しながら話を組み立てるのは、難しいのです。

ケアレスミスや物忘れは、なぜ起こる?

単純なデータ入力、タイムカードを押す、報告書を提出するなどは、どれもごく簡単なことですが、日常生活や仕事において、必ずしなければならないことでもあります。しかし、その簡単な作業でミスをしたり、忘れたりすることが、会社などで問題になることがあります。学校の成績が優秀な人でも、発達障害を抱えていると、こうしたことが起こりやすいのです。

ケアレスミスは、本来は、不注意の問題を抱えるADHDによくみられる症状です。一方、ASDの人にもケアレスミスは少なくありません。簡単な書類を作成するだけのはずなのに、抜け、漏れなどのミスをすることは珍しくありません。

ASDの場合、原因は、不注意とは別のところにあるようです。一見、不注意のためのように見えたとしても、その実、「わかっていても、やらない」こともあるのです。

ASDの特徴に「特定の対象に強い興味を持つ反面、興味がないことはやらない」という性質があります。こだわりが強く、状況に応じた柔軟な対応ができません。

そこではしばしば、タイムカードを押すといった行為などが、「社会的に重要である」という認識が欠けているのです。そのために、毎日しなければならないことであっても、よく忘れてしまうのです。

彼らは、「やらないとまずい、怒られる」とも、考えていないことがあります。「やりたくないからやらない」と、そこにはあまり躊躇がありません。

日常的な物忘れも、よくみられます。上司が「やってほしい」と頼んだことも、平気で忘れているように見えます。

ただし、短期記憶が苦手なADHDの人とは違い、ASDの人は、記憶力が悪いというのではなく、「やること、やらないことを自分の好みで取捨選択をしている」という傾向が強いようです。

それを「わざと（意識的に）やっている、あるいはやらないでおく」と言うべきなのかはわかりませんが、**彼らには、自分で「これは覚えなくていいことだ」と決めつけてしまう傾向がみられます。この際、感情の揺れはあまりみられません。**

このような点を改善することは簡単ではないですが、口頭で伝えるだけではなく文字で伝える、やるべきことを具体的に指示することなどが有効な場合もあります。さらに、依頼というよりも、はっきり「命令する」ことが必要かもしれません。命令であれば、あれこれ考えることはなく、素直に従うことが多いようです。

並行処理（マルチタスク）は訓練でできるようになる？

ＡＳＤの人も、ＡＤＨＤの人と同じで、マルチタスクが苦手です。

前述したように、「決められた手順を正しくこなす」のがＡＳＤ特有の行動パターンです。このため、「作業Ａと作業Ｂを行ったり来たりする」マルチタスクはイレギュラーなことで不得意なのです。彼らは、複数の仕事を目の前にすると、どうしていいかわからず、フリーズしてしまいます。

マルチタスクをこなす能力は、訓練で鍛えられるのでしょうか。正直なところ、生まれ持った特性を矯正できるほどの効果は、期待できないと思います。

とはいえ、仕事にはマルチタスクがつきものです。苦手だからといって放置しておくわけにもいきません。

自分は書類を急いで仕上げたいと思っていても、そこに顧客からの電話、上司からの指示命令、同僚からの相談事が割り込んでくると、ミスが生じたり、作業自体が抜け落ちてしまったりします。

ＡＳＤの人は、状況や相手によって業務内容がリアルタイムで変わっていくような複雑な仕事も、苦手です。そのような業務の場合、サポートしてくれる周囲の人たちにも、かなりの負担をかけることになりかねません。

そこで考えられる対処法としては、マルチタスクをシングルタスクに分けて1つずつ終わらせる、上司に相談して優先順位をつけていく、といったことが挙げられます。

つまり苦手なマルチタスクを克服しようとするのではなく、マルチタスクが苦手であることを前提に、仕事の仕方を工夫するのです。

また元来、「決められた手順を正しくこなす」という傾向が評価される職業を選ぶ、ということも考えられます。

例えば、コミュニケーションをあまり必要とせず、1人で黙々と進められる仕事、1つ1つの作業を標準化、ルーティン化できる仕事、マニュアルがしっかりしている仕事につくことができたら、ASDの症状は顕在化しないかもしれません。

なお、ASDの人が障害者雇用される場合は、「文字を入力する」「紙資料をPDFに変換する」といった、単純作業を黙々と行っていることが多いようです。

そこに熱意を注ぎ込むことはなく、強い喜びも感じていないように見えますが、作業そのものは真剣で正確なもので、休憩もとろうとしないことさえみられます。この場合は、「決められた手順を正しくこなす」ASDの傾向と単純作業がマッチしているのでしょう。

「複数人との会話」が苦手なのは、なぜ？

第一に、ＡＳＤの人は、不意打ちに弱く、アドリブが利かないせいです。誰がどんなことを話すか想定できない状況で、丁々発止のやりとりを繰り広げる。これはまったく苦手な状況です。

付け加えるなら、**「人の顔をあまり覚えない」**というＡＳＤの特性も、複数人との対話を苦手としている理由の1つでしょう。

3年間一緒のクラスだった同級生が相手でも、「お前誰だっけ？」ということがあり得るのがＡＳＤです。

前述の通り、彼らは、人の顔を見る、視線を合わせる、ということをあまりしません。極端なことを言えば、彼らは「人と物体を同じような視点で見ている」ことさえあります。つまり彼らは、人を人として認識していないし、少なくとも関心が薄いのです。これでは、会話がうまくいかないのも無理ありません。

このような問題は、知的能力の高さによってカバーすることはある程度可能ですが、集団でのディスカッションは、基本的には不得手です。

1対1の会話でも、こだわりが前面に出てしまうことがあります。「話し出すと止まらない」ことも、よくみられます。

あるASDの患者は、80年代のアイドル歌手のファンでした。私が水を向ける質問をした瞬間にスイッチが入り、診察時間などはまったく無視して、桜田淳子や菊池桃子の話を、一方的に話し続けたことがありました。双方向のコミュニケーションはまったく成立しませんでした。

彼らも、人間関係についての希望は持っています。友達が欲しいとは言いますが、それはあまり強いものではないようです。**「生まれてから1人も友達がいない」という患者もいましたが、特にそのことを気にしていないようでした。**

◆衝動性とASD

ASDが「人に迷惑をかける」ケースとして、衝動性がきっかけになることがあります。衝動性というとADHDの症状として知られていますが、その実、実際に問題となるのはASDが多いようです。

衝動に駆りたてられた状態で、ＡＤＨＤの人は「これ以上はまずい」という意識が働き、歯止めがきくことが多いようですが、ＡＳＤではストップがきかないことがあります。

まれではありますが、暴力行為や、ストーキングに及び、精神科に入院することもあります。

ある患者は能力の高い高校生でしたが、薬でも衝動性を抑えきれず、同級生の女の子を同時期に３人もストーキングしました。夜中も出歩くようになりやむなく、親の同意を得て強制入院という扱いになりました。

また別の人になりますが、軽度の知的障害のあるＡＳＤの患者は「信号機」に敵意を持ち、しばしば石を投げていました。これは、ＡＳＤらしい特殊なこだわりと衝動性がよく表れている例でしょう。

「身の周りを青いもので固めたい」といったこだわりは、なぜ？

興味を持った対象に没頭しやすく、その没頭の仕方も、周囲の人には奇妙に見えるほど極端である傾向は、ＡＳＤにはよく見られます。「身の周りのものを全部青いもので固める」のも、その一例である可能性はあります。

ＡＳＤにおいては、好きなおもちゃやぬいぐるみといったモノに対するこだわりもあれば、数字に対するこだわりもみられます。スポーツに関するデータが好きで、順位付けや一覧表を詳細に作成し暗記する人もいます。そのようなこだわりを周囲に押し付けてうんざりさせることもしばしばです。

幼稚園の頃から対人関係が苦手で「変わりもの」呼ばわりされていたある患者は、小学校で友達ができず、一人遊びを好みました。**机の上に唾液で泡をつくり、潰して遊ぶことをいつまでも続けていました。彼には、クラスの帰りの会で教師が「意見のある人？」と言うと、必ず手を上げて「何もありません」と答えるというこだわりがありました。**

過去の著名人になりますが、『不思議の国のアリス』の著者、**ルイス・キャロル**も、ＡＳＤを指摘されている一人です。幼い頃から列車とその時刻表、列車に関するなぞなぞに固執する傾向がありました。日記や手帳、写真の記録簿、客に出した食事など、さまざまな記録を緻密に書き残し、**「火曜日」と「42」という数字に強い愛着を持っていました。**

大ヒットした映画**「レインマン」**には、自閉症患者が主人公として登場しています。ダスティン・ホフマン演じるレイモンドは高い知能を持ちながら、感情表現を苦手とし、食事をはじめとして生活の至るところにこだわりがありました。「火曜日はパンケーキでないといけない」「メープルシロップが先に出てこないといけない」「パンツはKマートで買わないといけない」。ベッドの位置や歯磨きにも決まりがあり、それを守れないとレイモンドは激しくうろたえて、時にはパニックになってしまうのです。

進化論の基礎を作ったことで知られる科学者**ダーウィン**にも、ASDの特徴が顕著でした。少年時代から収集癖があり、貝殻、岩石、昆虫から鳥の卵まで、興味を引くものは全て集めました。特定の生物に取り憑かれることもあり、ラン、カブトムシ、エボシガイ、フジツボ、ミミズなどに熱中したといいます。

中年以降のダーウィンは、毎日、周囲に砂利が敷き詰められた家の近くの細長い道を散歩しました。彼はその道を何回ぐるりと回ったかを数え、回るごとに必ず、固い石を道の上に蹴り上げました。こうした行動パターンを乱されると体調を崩してしまうほどのこだわりだったそうです。

ASDにも「天才」は多い？

全員がそうではありませんが。天才的な能力を示している人にASDが多いといわれているのは事実です。ASDを持つ天才は、ADHDを持つ天才より数は多いかもしれません。

1章でも触れた「サヴァン症候群」の人は、記憶力や音楽的才能、計算能力、また知覚運動、芸術などに突出した能力を示します。

具体的には、

「一度曲を聴けば、ピアノで再現できる」
「数年、数十年先の特定の日の曜日を言える」
「写真のように緻密な絵を描ける」

といった能力が典型です。これはある種の天才的な才能ですが、サヴァン症候群にはかなりの比率でASDが伴っています。

「裸の大将」で知られる放浪の画家、**山下 清**にも、明らかなサヴァン症候群の傾向が見られました。一度風景を見れば、スケッチを描かず、メモもとらないのに、ちぎり絵によって再現することができたのです。

相対性理論によって物理学の歴史を変えた**アインシュタイン**も、ASDの特徴を持っていました。学業においては、歴史と地理を苦手としながら、数学は優秀でした。

アインシュタインには言葉の遅れがあり、7歳頃まではスムーズに話すことができませんでした。

また、言われた言葉を繰り返す癖は、ASDの児童によく見られる**「反響言語」**だったと考えられます。他人と視線を合わせることも避けていました。

そのため、教師たちは、アインシュタインを知的障害と考えていたのです。

彼は孤独を好み、自閉的傾向も明らかでした。アインシュタインは、このように語っています。

「わたしは、どんな国にも、友人たちの集団にも、家族にさえも、心から帰属したことはありません。これらと結びつくことに、常に漠然とした違和感を感じていて、自分自身の中に引きこもりたいという思いが、年とともに募っていきました」
（J・メイヤー、J・P・ホームズ『アインシュタイン150の言葉』ディスカヴァー・トゥエンティワン）

さらに、名探偵**シャーロック・ホームズ**についても、述べておきましょう。ホームズは作家コナン・ドイルの手によるフィクション中の人物ですが、全世界で出版されている著名人でもあります。

そのホームズの行動パターンには、ASDの特徴が散見されます。

特に、2010年から英国BBCが制作しているテレビドラマ「シャーロック」におけるホームズは、ASDそのものです。ドラマのなかの彼は、天才的な推理能力を発揮するものの、他人の意見を聞かず、自分の意見ばかりを主張する「魅力ある」変人として描かれています。

◆「家政婦のミタ」

日本のドラマに登場するASDの特徴を持つ人物を紹介したいと思います。

この「家政婦のミタ」は、2011年10月から12月まで放映された連続ドラマです。松嶋菜々子が演じる主人公「ミタ」の特異なキャラクターが評判となったことは記憶に新しいと思います。

ちなみに、この作品のタイトルは、以前に市原悦子が主演した「家政婦は見た！」のパロディです。

ヒロインの三田　灯は無表情の美貌の女性で、頼まれたことは何でも実行する家政婦です。家政婦紹介所の女性は、「人を殺せって言えば本当に殺すでしょう」と言うのです。

ある時、三田は紹介所から、ドラマの舞台である阿須田家に派遣されてきました。阿須田家では夫の女性問題に悲観した妻が自殺して亡くなり、家事を行う人間が必要だったのです。

物語の冒頭、ミステリアスな雰囲気のなか、目深に帽子をかぶり、ダッフルコートに身を包んだミタが姿を現します。彼女はリアルな存在ではないかのようです。

散らかり放題の阿須田家のダイニングルームでは、食べ残しの皿が散乱し、目もあてられない状態でした。庭には放置されたままの植木鉢が乱雑に折り重なっています。

ミタは、家政婦の仕事は非の打ち所がないレベルまで完璧にこなしました。知識量や記憶力も豊富で、ＡＫＢのメンバーについて聞かれると、その名前をすべてそらんじていました。けれども彼女はいつも無表情で、普通の世間話も、まったくしようとしませんでした。

このミタの行動を阿須田家の人々は不審がり右往左往するのですが、次第に家族の気持ちはまとまり、ミタを信頼するように変化していきました。

ミタには、多くの謎がみられました。彼女は最低限のことしか口にしません。どこに住んでいるかだれも知らなかったのですが、休日には遊園地内の飲食コーナーでファミリーセットを買って特定の席に座り、じっと過ごしているのです。

また、彼女はほとんどの指示は忠実に実行するのですが、背後に立たれることを極端に嫌い、背後に相手が立つと突然投げ飛ばすのです。

ミタは他者と関わりを持とうとしません。いつも孤立した生活を送っていました。さらに彼女の行動パターンは、常同的で発言も行動も変化することがありません。つまりミタにはＡＳＤの特徴である、「対人関係、社会性の障害」と「行動におけるこだわり」がみられるのです。

物語の後半、ミタには夫と子供を失った悲しい過去があることが明らかとなります。

このドラマのミタの特徴は生まれつきのものではなく、人生における悲劇によって生じたものとして述べられていますが、**実際には「トラウマ」によってＡＳＤが出現することはありません。**

後輩にASDの傾向がありストレスに。どう対応すべき？

その後輩のASD傾向がはっきりと職場に悪影響を与えていて、それが業務上の問題になっているのだとしたら、それは会社という組織における職員の健康管理の問題になるのです。「先輩としてできることはわずかである」と考えてください。

もちろん、その後輩を折りにふれてサポートしてあげることは重要です。けれども、彼の根本的な問題について、自分で解決しようと動くのは「間違い」です。**対応するべきは、あなたではなく、職場の管理者です。**会社には、職員の健康と安全に配慮しなければならない責任と義務があります。このケースも、まずは上司が問題を把握し、さらに会社の人事部門や産業医などと連携しながら、会社として対応しなければならない問題です。

法令によれば、会社側は、発達障害については適切な配慮をしなければならないという規定はありますが、実際の対応は会社によってまちまちです。

親しい友人として個人的にアドバイスするのは構わないのですが、それは職場の問題解決とは別の話です。また、**周囲の同僚に、後輩のASDをほのめかすのも、周囲の態度が悪い方向に変わり、職場のイジメにつながる危険もあるため、避けるべきです。**

いずれにせよ、「後輩にＡＳＤの傾向がはっきりあり、自分や同僚がたびたびストレスを抱えている」という問題に対し、職場の「先輩」「同僚」ができることは、多少の個人的なサポートにとどまります。業務に支障が出ている場合には、仕事の内容を再検討する、異動など配置転換をするなど、雇用者側は、問題解決に向けて具体的な対応をすることが可能となります。

実際、「会社に言われて」「上司に命令されて」専門外来を受診する患者も少なくありません。上司が同伴してくることもあります。その場合、患者本人も以前から「もしかしたら自分は発達障害ではないか」と疑っていることが多いようです。そうしたなかで、会社から受診を勧められ、それを機に自分なりに病気のことを調べてみたら「やっぱり」そうかもしれないと考えるようになったというケースです。こういう場合は診察にも協力的なことも多く、治療はスムーズに進みます。

もっとも、「業務上問題になるぐらいの症状がみられたり、明らかに不適応な状態となっている」ことを本人が認めないと診察もスムーズには進みません。周囲からみても明らかに発達障害の症状がみられるにもかかわらず「自分が発達障害のはずがない」「言いがかりだ」と否定するケースもみられています。実は精神科の医師にも「明らかに発達障害」という人がいるのですが、なかなか自らの問題を認めるのは難しいことがあるようです。

「カサンドラ症候群」って何？

「カサンドラ症候群」は、夫あるいは妻がＡＳＤなどの発達障害であることが原因で生じる心身の不調さを示しています。「相手の気持ちを思いやることができない」「空気を読めない」といった対人関係の問題を抱えるパートナーと長期にわたって感情的な交流が持てず、それが負担となった結果、不安や抑うつなどの精神的な症状が表れるというものです。**しかし実際は、これは正式な医学的な用語ではありません。**明確な診断基準もなく、したがって病院で「カサンドラ症候群」という診断が下ることもないのです。印象的な言葉であるためマスコミが取り上げ、一般に普及してしまった「病名」なのです。

ただ、この現象を「病気」と呼ぶかどうかは別にして、実際にカサンドラ症候群に相当する現象は存在しています。ＡＤＨＤの成人は家庭の問題が生じやすく、離婚や別居が高率というデータもみられます。つまり、「相手との約束を守れない」「相手の心中を察することができず、自分の主張をしてしまう」「片づけができない、家事がおろそかになる」といった理由で、配偶者との関係が険悪になりやすいのです。

臨床の現場でも、カサンドラ症候群を思わせる夫婦関係に陥り、「被害者」であるパートナーの要請によって、連れ立って相談にやってくるご夫婦が多くなっています。この場合、妻が夫を半ば強制的につれてくることがほとんどです。そのなかには、単なる妻の思い込みというケースもあります。これは「偽のカサンドラ」というべきものでしょう。

このような場合、本当に発達障害であっても、軽症なものがほとんどです。重症の場合は、そもそもパートナーとして認められることもないからでしょう。

夫婦が抱える問題は、とにかく様々です。妻が「この先一緒に暮らしていけない」と訴えたとしても、その後の経過で夫婦仲が改善するケースもあるし、あっさりと離婚するケースもみられました。また連れられてくる夫のほうも、自らが発達障害であることを自覚し、積極的に治療を受ける場合もあれば、妻の指摘を真に受けていない場合もあります。

受診はするものの、「妻の（病院の）言うことなど聞けるものか」と頑な態度をとる人もよくみかけます。**妻の苦労を知っていても、職場で消耗し切っているため「家で妻にかまう余裕がない」というケースもあります。**

通院によって多少は改善しても、妻がその程度では満足しないというケースもみられました。5年、10年と、夫の発達障害に苦しめられてきたのです。妻が納得するだけの改善をもたらすには、5年、10年と長い年月をかけなければいけないのかもしれません。

薬物療法について教えてください

ＡＤＨＤに対しては、認可された薬物があり、その効果についても実証されています。もちろん薬の効果には個人差が大きく、また副作用で服用が続けられないケースも存在していますが、投薬は治療における重要なファクターとなっています。

一方でＡＳＤについては、現在のところ認可された治療薬は、日本でも、海外でも存在していません。このため、睡眠薬、抗不安薬などを症状に応じて投与しているのが現状です。

ＡＳＤについては、脳のホルモンの一種であるオキシトシンが「対人関係、コミュニケーション」の改善に効果がみられると検討された時期がありました。現在も研究は進められていますが、今のところはっきりした結果は得られていません。

ただし海外においては、オキシトシンとは別の治療薬について、臨床試験が進められており、数年後には新しい薬物が登場する可能性への期待が高まっています。

4章　「うつの人に『がんばれ』はNG」は本当か

――「知らなかった」ではすまない「うつ」の新常識

どういう場合に、うつが疑われる？

まず、「うつ状態」と「うつ病」を区別することが重要です。「うつ状態」だからといって、必ずしも「うつ病」とはいえないという点を押さえておきましょう。

うつ状態において、悲しい気持ち、不安な気持ちになることは、人間にとって自然で健康的な感情の動きで、誰もが経験するものです。仕事や学業で失敗した時、恋人と別れた時に憂うつな感情にみまわれるのは、無理もないことです。そのため、同じうつ状態でも、うつ病と診断すべき時と、人間として正常な反応として見るべき時が混在しています。

その2つを分けるものは、1つは「うつ状態」の持続期間です。

この際、「うつ病」と診断されるのは、うつ状態が2週間以上、時には数カ月という長期にわたり継続するケースです。一過性のうつ状態は、うつ病とは診断されません。

◆うつ病の症状

症状に目を向けるなら、一般的にうつ病というのはシンプルな疾患です。

うつ病の症状としては、大きく次の3つの症状を覚えておくとよいでしょう。1つ1つは、誰でも少なからず経験したことがあるはずです。

1つめの症状は**「抑うつ」**です。

うつ病のイメージとして、もっとも一般的なものがこれでしょう。明らかな原因のある場合もあれば、原因がはっきりしないこともありますが、重苦しく、暗い気持ちになります。悲しくなり、楽しい、明るい感情が起きなくなります。

抑うつがひどくなると、不安やイライラが募ることもあります。ときには、自殺することを考えるようになります。

2つめの症状は**「抑制」**です。これは思考や行動における「意欲の低下」を指しています。例えば、判断がつかない、思考が滞る、集中できないというものです。

特に「決められない、判断ができない」という患者が多いようです。

また行動面では、仕事でもプライベートでも、何をするにも億劫になる、根気がなくなる、といった症状として表れます。好きな趣味の活動にも興味がなくなり、引きこもりに近い状態になることもあります。

3つめの症状が**「身体的な症状」**です。なかでも、**睡眠障害と食欲不振が目立ちます。**睡眠障害は、寝つきが悪い（入眠障害）、眠りが浅い（熟眠障害）、深夜や早朝に目が覚めてしまう（早朝覚醒）などの組み合わせで表れます。

そのほか、食欲不振や、それに伴う全身のだるさも、多く見られます。ただし、一部のうつ病患者は過眠、過食を示すこともあります。

上記の抑うつ、抑制、身体的な症状の3つの症状がそろっていれば、うつ病が疑われます。ただし、同時に3つの症状が表れるとは限りません。例えば、うつ病であっても、抑うつを伴わない場合もあります。一見するとうつ状態とは思えない、「微笑みうつ病」といわれるうつ病も存在しています。

◆**その他の症状**

これまで述べてきた症状に加えて、頻度は高くないものの、うつ病の症状として表れるものが他にもいくつかあります。

例えば、**高齢者に多いのは、不安や焦燥感が強くなるタイプのうつ病です。**妄想や幻覚が表れることもあります。

◆どこからが「うつ病」か

「うつ病」とは

- 生涯有病率：15%
- 現時点での有病率：約３%

1. 抑うつ

- 気分が落ち込む

2. 抑制――思考や行動における意欲の低下

- 決められない
- 思考が滞る
- 根気がなくなる
- 何をするのも億劫になる

3. 身体的症状

- 睡眠障害（入眠障害、熟眠障害（中途覚醒）、早朝覚醒）
- 食欲不振

1～3の症状がそろっていて、
数週間たっていれば、うつ病が疑われます。
1～3のうち2つでも
うつ病の可能性があります。

うつ病を罹患した著名人

W・チャーチル（英国の元首相）／F・ルーズベルト（米国の元大統領）
ヴィヴィアン・リー
夏目漱石／芥川龍之介／ヘミングウェイ
ビリー・ジョエル
イニエスタ（サッカー選手） etc.

症状が悪化すると、「世の中に起きる悪い出来事は、自分に責任がある」などという**「罪業妄想」**に繋がります。また「自分はがんやエイズのような重い病気にかかっている」と考える**「心気妄想」**、十分な資産があるのに「貧乏で税金も払えない」と思い込む**「貧困妄想」**が出現することもあります。

さらに、注意しなければならないのは**「希死念慮《きしねんりょ》」**です。うつ病が重症になると、自殺したいという気持ちが起こることは珍しくありません。

ただし、実際に自殺を決行するのは、重症な状態から、少し改善した時期である場合が大部分です。つまり、「自殺はうつ病の治りがけに起こりやすい」といわれているのです。正しくは「本当にうつ病が重い時は、自殺する気持ちすら起きない」というべきかもしれません。回復期は、心身の活動性が高まり、これが自殺に結びつきやすいのです。

◆**その他の疾患でも、うつ状態になる**

うつ病に類似した状態として、次に述べる疾患があります。**特に、10代から20代前半にかけて発症する精神疾患は、初期症状としてうつ状態がしばしばみられます。**

1つには、**「気分変調症」**があげられます。これは最近の診断基準によって命名された疾患で、一般には浸透していません。従来は「抑うつ神経症」あるいは「神経症性うつ病」と呼ばれていた疾患です。

この疾患は、軽症のうつ状態が慢性的に、長期間持続するもので、症状面でうつ病と共通点があります。患者は「何も楽しいことがないし、やる気が出ない」「これからやりたいこともないし、生きていても仕方がない」と訴えます。

けれどもこの疾患では、重症のうつ状態になることはみられずに、長期にわたり軽度から中等度のうつ状態が持続することが特徴的です。

また、**「適応障害」**も、うつ状態を示します。適応障害は、入学や就職、病気など人生における何らかのストレスをきっかけに、うつ状態や不安状態を引き起こすものです。症状の改善には、そのストレスの元になった要因を取り除くことが必要です。

統合失調症においても、初期にうつ状態で発症することがあります。

パニック障害や対人恐怖症などの不安障害においても、うつ状態を示すことは珍しくありませんので、うつ病かどうか慎重に検討する必要があります。

「がんばれと言ってはいけない」は今でも正しい？

このことは、正しいともいえるし、正しくないともいえます。うつ病の人に接するときのマニュアルのようにして「がんばれと言ってはいけない」と覚えている人が多いようですが、必ずしもそうとはいえません。

うつ病は、職場でもっとも多く見られる精神疾患です。また憂うつさ、不安、不眠といった症状は、誰もが少なからず経験しています。そのため、一見わかりやすい病気であり、そのせいで素人判断の危険にもさらされています。

しかし、一口にうつ病といっても、その症状は多様です。日常生活に影響が少ない軽症なものもあれば、自殺のリスクが高かったり、食欲不振で栄養状態が悪化していたりと、入院が必要なほど重篤なものもあります。そうした状態に合わせたアドバイスやケアが必要となります。

症状が重い時は、がんばるよりも、休養と治療が先決です。「がんばれ」とは言わないほうがいいでしょう。 実際、「がんばりたくても、がんばれない」のがうつ病です。本人が怠けているわけではありません。

ただでさえ、がんばれない自分を責めている状態にある患者を、「がんばれ」という言葉がさらに追い詰めることになります。同じように「元気出して」「病は気からと言うし、気の持ちようだよ」といった言葉も、不適切です。

◆軽症のうつ病では?

しかし、軽いうつ病の場合は対応が異なります。治療を進め回復に向かっていく過程で、がんばらなければならない時も出てきます。ほぼ寛解《かんかい》した状態にある人はもちろんのことですが、その途中にある人も、目標を定めてがんばらないといけないことがあるのです。

休職からの社会復帰を目指すのであれば、少しずつ復帰に向けたリハビリ(リワーク)を進めることが重要になります。このような時期においては、多少気分が乗らなくても、がんばる必要があるでしょう。

私も、職場への社会復帰を目指している人に「図書館で半日以上過ごしてみましょう」などと指導することがあります。

そのためには、休養優先でルーズになっていた生活習慣をあらため、自分を律し、然るべき時間に起床して身支度を整え、出かけないといけません。

これは健康な方なら難なくこなせることですが、うつ病によるブランクが長いと、これだけのことでも難しいのです。それでも、回復を目指すならば、本人なりの努力がどうしても必要になります。また軽症のうつ病なら、行動し動くことで、さらに改善することもあるのです。

◆「ここまでがんばれる」の見極めが肝心

前の項目で述べた「がんばれと言ってはいけない」という言葉が、金科玉条のように広まったのは、時代的な背景があったのかもしれません。

以前は、社会的にうつ病の理解はなかなか進んでいませんでした。そのために「うつ病なのにそう認識されない人」が数多く存在していました。

仕事をしていてもはかどらない、元気がない。しかし、周りは病気のせいだとは思いもよらないのです。だから悪気なく「もっとがんばれ」という言葉を口にしてしまい、それがうつ病患者を追い詰め、無理をさせていました。

その後、うつ病が社会的にクローズアップされるようになり、「がんばれと言ってはいけない」がわかりやすかったこともあり、一般に広く伝わったと考えられます。

前述の通り、うつ病の回復状態によっては、「がんばれ」と患者の背中を押してあげたほうが、より回復が進みます。例えば「ここまでできないと、次の段階には進めませんよ」

と示してあげることは重要です。

とはいえ、無理は禁物です。「ここまでなら、無理なくがんばれるだろう」という一線を、医師は見極めなければなりません。

不安感や憂うつ感がどの程度かも重要です。さらに、注意しなければならないのは、「抑制」の症状です。

抑制とは、「頭が働かない、判断力が鈍る、根気がない」といった症状です。憂うつさは「なんとなく元気がなさそう」「表情が暗い」といった形でわかりやすいですが、抑制の症状は表に出にくいのです。

抑制の症状がどれだけ回復しているのか、慎重に様子をうかがう必要があります。回復しているように見えても、実はまだ集中力が回復していないため、仕事に必要な文書をしっかり読むことができないケースもあるのです。

治療においては、うつ病からの復職を受け入れる側との連携も必要になります。

上司が全てを把握することは難しいと思いますが、環境が整っている会社であれば、人事部や産業医、あるいは保健管理センターなどが復職や復帰の仕方について対応してくれるでしょう。本人、病院、職場が連携しながら、復職を目指していくのが理想です。

メンタルが弱い人ほどなりやすい？

どれだけ「心が強い人」「精神的にタフな人」でも、うつ病になる可能性はあります。

「心の弱いヤツがうつになるんだ」

「自分は強いから、うつとは無縁だ」

「本人のやる気の問題だ」

これだけうつ病が社会問題として浸透している昨今においても、いまだにこのような誤った考えを抱き、それを公言する人が少なからずいるのは、大変残念なことです。

患者自身も「自分は弱いから、うつになったんだ」と自分を責め、症状を悪化させてしまいがちです。その背景には、日本の公教育や高等教育において、うつ病をはじめとする精神疾患に関する教育がほとんど行われてこなかったことがあります。

しかし現実には、職場でもっともよくみられる疾患は、うつ病なのです。かつていわゆる産業精神医学は主として身体疾患を扱っていましたが、現在の職場では、うつ病がもっとも重要な疾患なのです。このため、患者個人のみならず、上司、同僚、経営者も、正しい知識を学ぶ必要があります。

うつ病になっている人はどのくらいいる?

実は、「どんな人でもうつ病になる」可能性を持っています。頭の良し悪しも、性格の良し悪しも、社会的に成功しているか否かも、まして気合や根性とも、無関係です。

海外のデータによると、うつ病の生涯有病率は15%といわれています。

これは「100人いたらそのうち15人は、一生のうち一度はうつ病になる」ことを意味しています。

ある時点での有病率を見ると、およそ3%になります。躁うつ病（双極性障害）なども含めた気分障害全体では約5%となり、この数字はADHDと同程度で、かなりの高率です。日本全体で見れば、500万人から600万人にあたります。

ちなみに、同じく主要な精神疾患である統合失調症の有病率は約1%とされています。

いずれにせよ、うつ病はきわめて「ありふれた」病気であり、誰でもなり得る病気であることは、データから明らかです。

なお、うつ病の発病については、先天的な要素もあれば後天的な要素もあります。

◆うつと創造性……チャーチル、夏目漱石

うつ病にかかった著名人の顔ぶれを見れば、「誰でもうつになる」という事実を、いっそう実感できるはずです。

また、様々な分野で活躍した人も数多くみられます。

英国の元首相である**ウィンストン・チャーチル**は、明らかなうつ病でした。

チャーチルは、ヒトラー率いるナチスドイツと正面から闘い抜きました。世界の企業経営者による「最も尊敬するリーダーランキング」では、1位となっています。さらに文筆家としても才能を発揮し、『第二次大戦回顧録』によってノーベル文学賞を受賞し、絵画の世界でも、プロなみの評価をされていました。

それにもかかわらず、政治的な敗北などが誘因になり、うつ状態が生じました。国会の演説中に突然言葉を失い、手で顔を覆って椅子に座り込んでしまったこともあります。チャーチルはうつ病のことを「黒い犬」と呼びました。

「世界一美しい女優」と讃えられた英国の女優**ヴィヴィアン・リー**は、30歳の頃にうつ病を発症し、精神的に不安定な状態が顕著になりました。攻撃的に誰かを罵ったり、焦燥感

が強くなって部屋をめちゃくちゃにしたりしたかと思えば、今度は抑うつ感が強くなり、気持ちが沈み込んだのです。

40歳の時には、映画の撮影中に錯乱状態に陥り、映画を降板しています。

それでも50歳の時には、ブロードウェイ・ミュージカル「トヴァリッチ」に出演し、トニー賞のミュージカル主演女優賞を受賞しました。ところがその後にうつ状態が悪化し、以降、亡くなるまでうつ症状が回復することはありませんでした。

重症の時は、電気ショック療法を受けながら舞台に立ったこともありました。額に電気ショック療法の跡が残っていたことが知られています。

日本人では、文豪・**夏目漱石**がうつ病だったと考えられます。ただ漱石の場合、うつ病としては典型的ではなく、被害妄想や幻聴なども出現していました。作品のなかにも、精神病を思わせる表現がしばしば登場します。

デビュー作である『吾輩は猫である』の主人公は、ノイローゼ気味の教師でした。自分のほかには誰もいないのに、笑い声や「高慢ちきだ」など悪口が聞こえてくる、といった描写があります。精神科医の高橋正雄氏によれば、漱石の小説17編のうち13編において、幻聴や被害妄想などの症状が書かれているということです。

漱石においては、明らかに症状が重い時期と回復している時期が交互に訪れる点、幻聴や被害妄想など統合失調症にも似た症状がみられる点が、特徴です。

漱石の妻は、次のように記しています。

「どうも女中が変だとか何とかひとり語を言っておりましたが、やがて女中に向かって、いきなり木に竹をついだように、そんなことは言わないでくれとこう申します。しかし女中はべつに何も言わないのですから、怪訝な顔をして、何も申しませんでございますがと答えると、怖いいやな顔をして黙ってしまいます」

（夏目鏡子（述）／松岡 譲（筆録）『漱石の思い出』文春文庫）

「まじめで責任を抱えやすい人がなりやすい」は本当？

実は、不真面目で、責任感のない人であっても、うつ病になることがあります。前述した通り、どんな人も、うつ病になる可能性はあるのです。あえて「まじめで責任を抱えやすい人がうつになりやすい」と強調することはできないと、私は考えています。

もっとも、以前から「うつ病になりやすい性格」があると指摘されてきました。几帳面、仕事熱心、凝り性、強い正義感、責任感などが特徴で、何事も完璧にやらないと気がすまないタイプです。これは**「執着性格」**と呼ばれます。

その他のタイプの人がうつ病に罹らないわけではないにせよ、まじめな人がうつ病になりやすいというのは、ある程度までは正しいと思います。たくさんの仕事を1人で抱え込み、しかしそれを全うできない自分に苦しみ、心のバランスを崩してしまうのです。

責任感の強い人の場合、過労からの自殺、という最悪のパターンも起こってしまうことがあります。このようなことが知られるきっかけになったのは、1990年代の**「電通事件」**でした。

大手広告代理店の若手社員が過重労働からうつ病を発症し、自殺に至りました。その後、遺族がおこした裁判では、企業側の過失が全面的に認められました。それ以降、従業員に対する安全配慮義務が強調される流れができました。

電通の社員であった大嶋一郎さんは、1カ月あたりの残業時間が平均147時間にのぼりました。裁判においては、原告側からは、松沢病院元院長金子嗣郎氏による意見書が提出されました。

その内容は「精神的疲労の極に至っていた原因として業務と相当因果関係が存在し、疲労困憊性うつ病、そしてその状態の中で決行された自殺も業務と相当因果関係がある」というものでした。

また、裁判等で次の事実も明らかになりました。

「大学ではテニス部の部長でもあり、自動車運転も得意であった。性格は明るく、優しい、喧嘩などしたこともない。他人に対して気配りがあり、頑張り屋で不平不満など口にしないタイプであった」

このような性格の大嶋さんは、なかなか仕事を断ることができずに、無理を続けて体調を悪化させたと推測されています。このような過労自殺のケースは、最近でも報告されており、会社における働き方、働かせ方については、慎重に再検討をする必要があるでしょう。

発症の原因は、やっぱりストレス？

ストレスが引き金になるうつ病もあります。

しかし、ストレスを含め、きっかけらしいきっかけが見当たらなくても、うつ病になる人もいます。

かつてはそれを「内因性うつ病」と呼びました。内因性うつ病は、いわば先天的な、体質的なうつ病です。極論すれば、その人が置かれた環境や状況がどうあれ、「いつか発症する」性質のものです。

症状としては「朝から午前中に憂うつ感が強く、夕方になると回復する」など、1日のうちに気分が変動する症状や、深夜や早朝の覚醒、思考や行動の抑制が特徴的です。

これに対するのが「反応性うつ病」です。こちらは後天的なもので、その人が置かれた環境や個人的な状況を原因として発症します。

ストレスが引き金で発症したうつ病は、反応性うつ病にあたるものです。以前から、「生活状況が大きく変わると、うつ病になる場合がある」ことが指摘されています。

リストラ、離婚、各種のハラスメントなど、ネガティブな出来事がうつ病の原因になることは、想像しやすいでしょう。

しかし一見喜ばしい出来事であっても、うつ病の引き金になることがあります。

例えば、昇進や結婚、妊娠、引っ越しなどです。一見するとプラスの出来事ですが、いずれも、本人にとって大きな環境変化であり、ストレスを抱えやすいのです。

現実には、内因性うつ病と反応性うつ病とを明確に区別することは難しく、症状も重なり合っています。せいぜい「いずれかの傾向が強い」といえる程度です。そのため現在ではひとまとめにして「うつ病」と呼ばれています。

個々のケースにおいては、患者の話を聞いて「これはオーバーワークのせいだ」「これはパワハラのせいだ」といった明らかなきっかけを発見できることもあります。その場合は、それを前提として治療を考えていきます。投薬自体は変わりませんが、環境の変更、調整が重要になります。

臨床の現場においては、今でも内因性うつ病という言葉を使う医師もいます。明らかに環境要因が見当たらず、しかし抑うつや抑制の症状が強いという患者については、そのように診断することは適切であると考えます。

「新型うつ」は、どこまで明らかになっている？

近年マスコミで頻繁に取り上げられるようになったのが、「新型うつ病」です。これは、多くの人たちを混乱させる言葉です。ここまでお話ししてきた「うつ病」と何が違うのでしょう。

一般には、

「うつ病で休職中なのに、海外旅行に出かけるなど、自分の趣味の活動には積極的な人」

「うつ状態を訴えるが、自責感に乏しく、なにかと会社とトラブルを起こす社員」

などが、事例としてあげられています。憂うつなのか元気なのか判然としないところが、混乱のもとでしょう。

しかし医学的に検討すれば、「新型うつ病」は、うつ病とはいえません。このことは明らかです。

なぜかというと、うつ病は、抑うつや抑制などの症状が数週間以上の期間継続することが診断の条件です。場面によってうつ状態が消えたり、短期間のうちに状態が変化したりするものは、うつ病とは診断できません。

そもそも、「新型うつ病」という医学用語はありません。新型うつ病という病気には実態がない、医療の世界には存在していない、この病名を用いる医師もいない、というのが実際なのです。

定義もはっきりしなければ、信頼に足る研究もみられません。過去に、きちんとした医学論文で「新型うつ病」という言葉が扱われたことも、おそらくないと思います。

いってみれば、「新型うつ」とは、マスコミが受けを狙って作り上げた用語であり、「偽」のうつ病なのです。

この言葉そのものは、精神科医の香山リカ氏の著作から広まったものです。しかし病院でこのような診断をすることはありません。また、患者から「新型うつではないか」と言ってくるケースも、まれなことです。

というのも、新型うつは一般的に「仕事の時は具合悪いフリをして、あとは遊び歩いている、ずるい」というように、否定的に扱われているからです。うつ状態を訴える患者も、わざわざ「新型」を強調することはしないのです。

こういった状況なので、医学の立場からは議論しようがないのが「新型うつ」です。

実は、こうしたケースは「新型うつ」のみではありません。「アダルトチルドレン」をはじめとして過去にも、いかにもありそうですが実体のない、偽の病名が流布することがありました。

このような事情から、「新型うつ」の実態は、今もよくわかっていませんが、実際には、軽症のうつ病の人もいるかもしれません。

しかし、一方では「詐病《さびょう》」といって、病気を装って仕事をサボっている人もいます。ウソではないけれども能力の低さから適応障害をきたし、その結果としてうつ症状が表れるケースもあります。このように軽症のうつ状態にはさまざまな要素が混ざりあっており、「新型うつ」といって一括りにはできないものだと思います。

◆「新型うつ」の悪用

社会的に「新型うつ」が問題であるのは、それが「悪用」されることがあるからです。新型うつを訴える人の多くが若年者です。彼らは仕事上の挫折をきっかけに、精神的に不安定になり、病気に逃げ込もうとする傾向があります。

そのような若者たちを許容している社会やマスコミにも、責任があります。また、企業や上司も、彼らに「病気」のレッテルを貼り腫れ物に触るように接するだけで、問題を放置することがよくみられます。

この結果、彼らの主張を安易に認めてしまうことになりがちです。このようにして、病気を悪用するケースが、新型うつに限らず、しばしばみられています。

彼らは、うつ病を理由に、休職を求めたり、傷病手当金あるいは生活保護、障害年金を手に入れようと画策します。彼らを支援するＮＰＯ団体も存在しており、さらに社会保険労務士が指南することもあります。

障害年金については、症状が慢性的に重症で、通常の就労ができないか、制限されている「障害者」に対して支給されるものです。これまでは重い知的障害や統合失調症が、障害年金の対象でした。それを偽のうつ病患者が受給しようとすることが、よく起きています。

障害年金を受け取るには、医師の診断書が必要です。偽のうつ病ならば、ウソがバレそうなものです。しかし彼らは、ネット上にある「どうすれば医師に診断書を書いてもらえるか」をまとめたマニュアルを参考に、医師に迫ってきます。

外来に、社会保険労務士を伴ってやってくる患者もいれば、「症状を重く記載してほしい」と懇願する者もいるのです。

このような患者の側にも言い分はあると思いますが、彼らの要求を受け入れることは、本当に重症の症状があり、公的な支援が必要な重症な人たちをおろそかにすることにつながりかねないのです。

「うつの患者さんは、見るからに元気なさそう」は本当？

通院中の人には、「見るからに元気がなさそう」なうつ病患者も、もちろん存在していま す。

逆に、元気なように見えるのにうつ病、という場合もあります。

以前は「スマイリング・デプレッション」という言葉をよく耳にしました。直訳すると、「微笑みうつ病」となります。本当はうつ症状に苦しんでいるのに、それを見せずに人前では明るくニコニコしているために、表面化しないものです。

また、一口にうつ病といっても、憂うつさ以外の症状もあることを思い出してください。前述したように、判断がつかない、思考が滞っている、意欲が落ちている、集中できないといった「抑制」の症状と、身体的な症状です。

一昔前に知られるようになった**「仮面うつ病」**も、一見すると、うつ病には見えません。精神的な症状が目立たず、倦怠感や肩こり、食欲不振など、身体的な症状だけが表れるのが特徴です。

その場合、患者本人もうつ病であることを納得しないケースが、よくあります。

躁うつ病とは、どういう病気?

うつ病に対して、「躁うつ病」といって、躁状態というハイテンションな状態とうつ状態が交互に表れる疾患もあります。

最近では**「双極性障害」**と呼ばれています。

躁状態では、気分が爽快で楽しく、上機嫌で活動的になり、ほとんど眠らなくても平気で動けます。また、早口で多弁になり、考えや計画がどんどん湧いてきます。これを「観念奔逸《ほんいつ》」といいます。

さらに、「自分は偉大な人物である、将来総理大臣になる、事業が成功して大金持ちになる」といった「誇大妄想」がみられるのも躁状態の特徴です。

加えて、行動面にも異常が見られることがあります。高額な買い物をする、多額の借金をつくる、ばかげた商売や株式に投資をする、性的な逸脱行動、アルコールや薬物の乱用などです。

躁うつ病においては、このような躁状態のあとに、うつ状態が訪れます。うつ病に比べると、躁うつ病の出現頻度は低く、うつ病の10分の1程度であると考えられています。

躁うつ病は、さらに2つに分類することもあります。躁状態とうつ状態が見られるものを「双極Ⅰ型障害」、軽度の躁状態とうつ状態が見られるものを「双極Ⅱ型障害」といって、区別しています。

このうち、双極Ⅱ型障害でみられる軽度の躁状態は、診断することが難しいことがしばしばみられます。

「性格」とみなされることも多く、精神科医でも「境界例（境界性パーソナリティ障害）」と誤診することがあります。この疾患では、境界性パーソナリティ障害に多くみられるように、大量服薬やリストカットなどの問題行動を伴うためです。

「セロトニンとノルアドレナリン系の機能低下が原因」は本当？

現在のところ、「おそらく本当だろう」と考えられているのですが、現段階ではまだ仮説に過ぎません。脳のなかはいまだにブラックボックスです。うつ病の原因に限らず、脳のメカニズムについては「よくわかっている」とはいえない段階にあります。

とはいえ、解明されていることもあります。セロトニン、ノルアドレナリンは、どちらも脳のなかの情報伝達に関わる物質で、神経伝達物質といわれています。

現在の仮説は、「ストレスなどが引き金になってセロトニン、ノルアドレナリンの機能低下がみられると、うつ病を発症する」というものです。なぜこの仮説に説得力があるかというと、現実に、セロトニンやノルアドレナリンの機能を増強する薬物が効果を示しているからです。

最近の主流である抗うつ薬は、SSRI（選択的セロトニン再取り込み阻害薬）と、SNRI（セロトニン・ノルアドレナリン再取り込み阻害薬）の2つです。どちらも、脳内に一度放出された神経伝達物質が再び細胞に回収されるのを防ぐことで、脳内のセロトニンやノルアドレナリンの量を増やし、抗うつ効果を示すと考えられています。

なお、2000年代の初期には、SSRIの副作用として「自殺を促すことがある」と報告されたことがありました。SSRIが不安焦燥感、衝動性や攻撃性を誘発するというのです。

しかし、それはSSRIに限られたものではなく、前述したように、うつ病の回復過程においては自殺のリスクは常にあるのです。そのため現在では、抗うつ薬の治療においては、自殺企図のリスクに注意するようになっています。

統合失調症にも、うつ病と同じような仮説があります。

統合失調症は、精神面を緊張させたり興奮させたりする神経伝達物質「ドーパミン」の異常が原因の1つだと考えられています。それは、ドーパミンを抑える薬が効果を示しているからです。

しかし統合失調症の場合も、「ドーパミンの働きを抑える薬が、治療に効果を示す」という現象が明らかになっているだけで、「なぜそうなのか」まではわかっていません。統合失調症においてドーパミン機能が異常に高まっているということは、確認されていないのです。

このように、脳の機能はまだまだ、ブラックボックスの部分が多くを占めています。

治療すれば完全に治る？

かつてうつ病は、「いったん発症しても完治する、元の状態に戻れる」と信じられていました。

実際に、日常生活に支障ないレベルまで回復し、また仕事でも発症以前と同じようなパフォーマンスを上げている、という人は少なくありません。

しかし今は、必ずしも「完治する」とは言い切れないことがわかっています。

軽症例では、十分な休養だけでもかなりの改善が期待できます。

一方では改善と悪化を繰り返し、休職から仕事に復帰できないまま何年も経過する人、慢性的にうつ状態が続いてしまう人が、1～2割程度いることがわかってきました。

残りは、いわば中間層です。再発を繰り返しながらも、仕事を続けられる程度に回復している人もいますし、薬を飲んでいれば症状をコントロールできる人もいます。

もっとも、**一般的に、再発する度に、うつは治りにくくなります。**

骨折も、同じ箇所を何度も折ると治りにくくなるように、脳が受けるダメージにも、同じことがいえるようです。

医学的には、うつ病の症状が改善し、治療する必要がなくなった状態を「寛解《かんかい》」といいます。寛解とは、がんや白血病など、症状が消えてそのまま完全に治る場合もありますが、再発の危険もある病気に使われる言葉です。

うつ病においても同じことがいえます。順調に回復していき、そのまま症状が消えることもあれば、再発することもありますし、回復と悪化を繰り返す人もいます。ひとまず症状が消えたところを、寛解と呼んでいます。

また、回復するといっても、風邪のように1日や2日で楽になるものではありません。急性期からの回復には1〜3カ月かかるのが普通です。休職からの本格的な復帰には、さらに長い期間を要します。復帰後も、以前と同じようなパフォーマンスを上げられないことも、しばしばみられます。

うつ病は、治らない病気ではありません。しかし「風邪のように簡単に治せる」とまではいえないのが現実です。

再発しやすいのは、どういう人？

前述した通り、精神的に強い人だろうと弱い人だろうと、うつ病にはなりますし、再発もします。「うつ病になるのは弱いから」が偏見であるように、「うつ病が再発するのは弱いから」も、偏見です。

ただ、うつ病に対する脆弱性（＝うつ病に対するかかりやすさ）については、「ストレスを受けやすい」「うつ病を再発しやすい」性質を持った人がいることは確かです。ただし、脆弱性があるからといってうつ病を発症するとは限りませんし、脆弱性がない人でも、うつ病になる人はいます。

うつ病の再発を防ぐために大切なのは、一度治ったからといって無理をしないことです。うつ病の急性期からの回復には、1〜3カ月程度はかかります。幸いにも1カ月で回復し、復職できたとしても、疲れやすさ、能率の悪さを感じることがしばしばあります。

職場においては、オーバーワークを避けることも重要です。残業も、しないか、ほどほどにしておくべきでしょう。

過重なストレスで、うつ病は簡単に再発します。

患者本人だけではなく、職場の上司や人事担当者には、産業医と相談をして、仕事量を減らす、勤務時間を短くするといった配慮が望まれます。

意外なところでは、アルコールもよくありません。うつ病の人には、落ち込んだ気分を和らげるためにお酒を飲む人が多いのですが、**逆にアルコールの作用として、うつ状態を誘発したり、悪化させたりすることがあるのです。「お酒を飲んでストレス発散」は避けるべきです。**

実際に、うつ病の人のかなりの割合が、アルコールの問題を抱えています。うつ病の悪化で、さらにアルコールの量が増えるという悪循環もあります。仮に少量のお酒でも、毎日飲んでいるとアルコール依存症になる危険も忘れてはなりません。

たとえば、「1日に日本酒2合」というと、大酒飲みとまではいえませんが、これを十数年続けたことでアルコール依存症になった患者がいます。

なお、うつは再発を繰り返すほどに再発率が高くなります。症状も、再発するほどに深刻化する傾向にありますし、再発を繰り返すほど症状が慢性化して改善することが難しくなるため、注意が必要です。

「うつ」と「落ち込んでいる」状態の線引きは？

1つには、前述したように、うつ状態が続く期間が重要です。明確に「これ以上長引いたらうつ」とはいえないのですが、ただの落ち込みなら、数日から1~2週間ほどで元に戻りますし、仕事や日常生活に大きな支障が出ることはありません。

うつ病の場合は、さらに症状が長引き、また社会的機能も落ちます。例えば「上司に叱られて、ムカついた、落ち込んだ」というだけなら、何ら不思議なことではありません。しかし、その状態が数週間長引いた上に、会社に行けなくなる、食事も取れずに体重が減るなどの機能低下が起きていると、うつ病であると診断されます。

その際、不眠は非常に多く表れる症状です。寝つきが悪い、中途覚醒が起こる、あるいは両方の場合があります。**一般的には、中途覚醒のほうがより深刻度が高いとされます。**一度寝ついても2~3時間で目が覚めてしまい、そのまま朝まで眠れない、という症状です。1日ならともかく、1週間も続けば、治療の対象となるでしょう。

体の不調も、うつ病のサインです。

胃がもたれる、食欲がない、体がだるいといった症状で、最初はうつ病という自覚がなく、内科を訪れる患者が多いのです。

しかし診察しても検査をしても内科的には問題がなく、「もしかしたら、うつ病かも」ということで内科の医師に精神科を勧められるというケースも珍しくありません。

うつ病の発症には、体質的な要因と環境的な要因の両方が影響しています。大雑把に整理するなら、前者には薬物療法が有効で、後者には休養や、仕事量を調整するなどの環境調整が有効です。

最近は、過酷な労働環境からくる「働きすぎ」によるストレスが、うつ病を誘発しているケースも少なくありません。その場合は、仕事の量を減らすことが第一です。軽症例なら、十分な休養をとることで、かなり改善します。

会社側の配慮が求められるところですが、実際には、休みを取るべきところで取れないことが原因で、症状を悪化させるケースが多くみられます。また、うつ病と気づかずに上司が叱りつけてしまい、うつ症状を悪化させ、最悪の場合は自殺に追い込んでしまわないように、注意が必要です。

落ち込んでいる状態で何をすれば「うつ」を防げる?

このような落ち込んだ状態で、一番効果的なのは、睡眠をしっかりとることです。

この時、アルコールには頼らないようにしましょう。アルコール自体がうつ状態を惹起《じゃっき》する性質についてはすでに触れましたが、よい睡眠にとっても、アルコールは天敵です。

特別お酒が好きでなくても、寝つきをよくするため、あるいは眠りを深くするために、少量のお酒を嗜む方も多いのではないでしょうか。

確かにお酒によって寝つきは多少よくなります。アルコールの麻酔作用によるものです。しかし実際はというと「お酒を飲むとすぐ眠れるけど、眠りが浅くなってしまう」のです。睡眠中にアルコールが分解されるさいに発生するアセトアルデヒドが、覚醒度を高めるためです。

また、アルコールの作用で尿がどんどん作られるために、夜中にトイレに行く機会も増えます。お酒を飲むよりも、実は睡眠薬を飲むほうが体には安全なのです。

普段からストレスの発散を心がけることも大切です。友人に話を聞いてもらう、カラオケなど趣味を楽しむといったことは、これにあたります。
ウォーキングなど、適度な運動もおすすめできます。

うつ病の予防や治療に、運動が効果的であることは、さまざまなデータが示しています。
例えば、有酸素運動の量によって被験者114万人以上を3つのグループに分け、それぞれを比較したところ、運動量がもっとも少なかったグループは、運動量がもっとも多いグループよりも、うつ病になる確率が約75％も高かったという報告があります。

ただし、うつ病の予防や治療において大切なのは、なによりも休養です。運動のやり過ぎで逆にストレスにならないよう、注意が必要です。

同じ理由で、**「気分転換」と称して旅行や遠方に出かけて行くのも、しばらくは避けたほうがいいでしょう。うつは、体も心も疲れている状態なのです。普段なら楽しいことでも、うつ状態ではかえって負担になります。電車移動だけでもストレスになるのです。**

1カ月ののんびり逗留できるなら話は別ですが、1泊2日、2泊3日といった慌ただしい旅に出かけるぐらいなら、家で寝ていたほうが回復につながります。

旅に出かけるのは、休んで、元気になってからにしましょう。

「～すべき」がクセになっている場合、どうしたらいい？

うつ病の患者には物事を悲観的、否定的にとらえる「偏った物事の捉え方（認知の歪み）」があると考え、それを改善する治療法があります。

これを**認知行動療法**といいます。

ここでいう「認知の歪み」には、いくつかの種類があります。

例えば**「根拠のない決めつけ」**です。「友人にメッセージを送ったのに返事がない」という時、普通なら「相手は忙しいだけかもしれない」と推測が働くところで、感情が先に立ち、「自分は嫌われている」「自分はないがしろにされている」などと、否定的な結論に飛びついてしまうものです。

さらに、**「過度の一般化」**もみられます。たった1回「プレゼンでミスをした」というだけで、「次も絶対に失敗する」「いつも悪いことが起きる」と思い込んでしまう。たった1回、恋人にフラれたというだけで「自分は一生、誰からも愛されることはないんだ」と思い込む。これが過度の一般化です。

また、**「0《ゼロ》か100か」**という思考法も問題です。何事もはっきりさせないと気が済まず、「白か黒か」という極端な思考に陥ります。この結果、完璧主義を貫こうとするあまり、自分を追い込んでいきます。

「自己関連づけ」とは、何かよくないことが起こった時、本来自分とは関係のないことまで「悪いのは自分だ」と責任感を覚えることを指しています。「責任転嫁」とは正反対の現象です。自責感の強いうつ病には、起こりやすい現象です。

そして、質問にある「~すべきという考え方」も、よくみられる認知の歪みです。これを「べき思考」と呼ぶことがあります。「~すべき」「~でなければならない」というルールを自ら作り、そのルールから外れることが許せません。

その結果、自分に厳しくなり過ぎて、ルールの通りにできない自分を追い詰めていきます。また、自分の思うようにコントロールできない他人に対し、ストレスや怒りを感じるようにもなります。

これらの「認知の歪み」は、何か起きた時にとっさに、自動的に頭に思い浮かぶ性質のため、**「自動思考」**とも呼ばれています。自動思考は、自分でも気がつかないうちに、その人の思考を支配してしまうのです。変えようと思って、簡単に変えられるものではありません。

うつ病以外の疾患、ＡＤＨＤなど発達障害においても、こうした認知の歪みは生じることが知られています。

認知行動療法は、こうした偏ったものの考え方を、治療者の指導や集団療法を通して本人に自覚してもらい、改善していくものです。しかし、うつ病に対する認知行動療法は十分に普及していません。

認知行動療法は保険適用されており、推奨する医師が多い治療法です。それにもかかわらず、医療の現場で取り入れられていないのは、多くのマンパワーと時間を要するためです。

長期の休職者などに対し、職場復帰のために、リハビリテーションと共に認知行動療法を試みることで効果を高めることは、一部の施設で行われていますが、それを専門としている医師や病院でない限り、なかなか実践できていないのです。

自分に合う医療機関の選び方は？

うつ病は、発達障害に比べれば一般的な病気です。ADHDやASDについてはまだ理解が及んでいない精神科医も多いのですが、うつ病であれば、多くの医療機関で治療ができます。

精神科、精神神経科、心療内科、メンタルヘルス科、メンタルクリニックなど、心の問題を扱う医療機関はさまざまな名称で呼ばれていますが、どの医療機関においても、治療は可能です。

「精神科」と「心療内科」はどこが違うのか、といった疑問を持たれた方もいるのではないでしょうか。実際は、扱う疾患に大差なく、多くの心療内科で診療を担当しているのは、実は精神科医であることが大部分です。

こうした名称の違いは「精神科」に対するタブー感が理由です。

かつて精神疾患は「未知の怖い病気」とみなされていました。そのため精神科を名乗ると、いまだに患者が受診したがらない傾向があるのです。

治療機関の選び方に王道はありませんが、自宅や職場から近くて通いやすい、予約がしやすい、急な相談にも対応してもらえる、医師と相性がよく相談しやすいなどの条件がそろえば、好都合でしょう。

そして、1章でも触れた通り、診断の根拠を質問すると納得のいく説明をしてくれる医師ならば、信頼できると思います。

さらに、うつ症状の重さに合わせて、医療機関を選ぶ必要が生じることもあります。うつ病治療の基本は、休養と、薬物療法です。軽症だったら町のクリニックで十分に対応できるでしょう。

しかし、うつ病が重篤で自殺の危険がある、食欲不振で体重も落ちているといったケースでは、入院も検討する必要があるため、入院施設のある総合病院が必要になると思います。

ちなみに、ほとんどの場合、うつ病の人は自分から病院を受診することが多いですが、自殺の危険が差し迫っているケースや、妄想が出ているようなケースでは、本人から治療への同意を得ることが難しいため、家族の協力を得て入院治療が必要となることがあります。

症状を抑えるには、どんな治療方法がある？

前項でも触れましたが、うつ病治療の基本は、休養と、薬物療法です。

急性期は、特に休養に専念することが重要です。失われた心身のエネルギーを回復するために、根を詰めるような作業は避け、健康時に楽しんでいた趣味もしばらく控えるべきです。

うつ病は、日常生活に支障がみられない「軽症」、仕事を休みつつ通院による治療を行う「中等症」、入院が必要な「重症」と分類できますが、特に中等症以上は、抗うつ薬を用いて治療を行います。

軽症の場合は、必ずしも抗うつ薬による薬物療法を必要としないこともあります。投薬を行わないか、少量の抗不安薬で病状が改善することがあります。

抗うつ薬には、3つのカテゴリがあります。1つは、もっとも古典的な三環系抗うつ薬。2つめが、その後に開発された四環系抗うつ薬。3つめが、最近主流になっているSSRI（選択的セロトニン再取り込み阻害薬）、SNRI（セロトニン・ノルアドレナリン再取り込み阻害薬）です。

いずれも、重大な副作用はまれですが、飲み始めてから効果が表れるまで最低でも2週間ぐらいはかかります。このため、じっくりとした治療が必要です。

薬物療法を通じてある程度症状がよくなってくると、前述した**認知行動療法**も選択肢に入ってきます。ただし前述のように、この治療法が可能である医療機関は限られています。

自殺の危険を伴うほど非常に重症なケースでは、**電気けいれん療法**を用いることがあります。これは頭に通電を行い、精神症状の回復を目指す治療法です。

名称こそ「けいれん療法」となっていますが、麻酔をかけるので、実際にはけいれんは起きません。薬よりも安全だといわれていますし、かなり症状がよくなるケースもあります。ただし、この治療には入院が必要になります。

さらに新しい治療法として、**磁気刺激療法（TMS）**があります。電気が効くならば磁気も効くだろうということで開発されたものです。磁気を用いて、脳の特定の場所に刺激を与えます。こちらは入院する必要もなく、麻酔も不要で、体へのダメージも少なくてすみ、副作用はほとんどありません。

そのため磁気刺激療法は評価されており、海外ではアメリカやカナダ、オーストラリアなどで、すでに保険適用されています。ただし、日本では保険診療は認められておらず、自費診療となっています。

カミングアウトしたほうがいい？

今や、うつ病は十分に一般的な病気です。

特に大企業であれば、それなりのケアをしてくれるので、上司を通じて保健管理部門に話すのがベターだと思います。**発達障害と違い、相談したからといって障害者雇用を勧められることも、まずありません。**適切な治療によって以前のような仕事に戻れることも多いからです。

ケアというのは、具体的には勤務制限です。業務内容の変更、異動、残業や深夜業務の禁止、時短勤務、転勤を避ける、などです。

うつ病の治療において重要であるのは、何よりも休養です。特に、長時間労働など、職場でのストレスがうつ発症の引き金になった場合は、「働きながら治す」のは、なかなか困難です。

むしろ、ストレスでうつ病になる↓仕事のパフォーマンスが落ちる↓さらにストレスをため込むといった悪循環を招いてしまい、うつ病を悪化させることになるかもしれません。

休むべき時はしっかりと休む。会社の休職制度を使用して、十分に休養を取ることが、本人にも会社にも適切な選択なのです。

休職の制度は、病気やけがなどで一時的に仕事を休むさいに利用できる制度です。全ての企業に導入されているわけではありませんが、大企業などでは、多くが休職を認めています。

一方、中小企業や外資企業においては、うつ病によるものでなくても、病気で短期間休んだだけで解雇されることもみられるので、注意が必要です。

また、休職中は最長で1年半、健康保険組合などから傷病手当金が受け取れることが一般的です。

休職については、まず上司に相談しましょう。休職するにあたっては、医師による診断書の提出が必要になります。

休職の期間はまちまちですが、症状の回復のためには、最短でも1～3カ月は必要になることがほとんどです。繰り返しになりますが、回復を焦って早く復帰したところで、さらにうつ病を悪化させる危険がありますので、治療のためには十分な休職期間を取ることが必要です。

職場におけるうつ病も、うつ病による休職も、珍しいものではありませんので、しっかり回復に努めましょう。

薬を飲んでもよくならない時、どうしたらいい？

これまで一部の例外は存在するものの、うつ病は完全に治癒可能な疾患とみなされてきました。どんなにうつ病の症状が重症で、自殺企図を繰り返したり、あるいはまったく食事がとれなかったりする状態がみられたとしても、それらは一過性のもので、必ず元の健常な状態に戻るものと考えられてきたのです。

しかし現実には、きちんと精神科の治療を継続し十分な薬物療法を受けていても、長期間にわたり引きこもりに近い状態を続け、職場復帰を果たせず慢性化するうつ病患者が、かなりの数存在しているのです。

こうした慢性うつ病に対する治療方法は、確定したものはなく、現時点では手探りの状態が続いています。

慢性うつ病では、長期にわたり休職を繰り返し、期限切れで解雇となるケースも多く、その結果、生活保護の受給となるケースも少なくありません。一部の患者はリワークのシステムを利用していますが、仕事をしていない期間が長くなると、就労とのギャップが大きくなり、必ずしもリワークが有効とはいえないのです。

慢性の「うつ状態」には、さまざまな精神疾患が関連する可能性があります。**特に見逃されている例が多いのは、ADHD、ASDなどの発達障害です。**例えばADHDがベースにあり、注意集中力の問題により仕事の上のミスを繰り返し、二次的にうつ状態を示すケースは珍しくありません。このような場合、ADHDの治療を行うことで、慢性のうつ状態の改善がみられることも報告されています。この他、双極性障害などとの関係も重要です。

長期にわたる治療によっても、うつ状態が改善しない場合には、医師と相談して治療方針を変更したり、他の病院にセカンドオピニオンを求めて受診したりすることも、考えられる対応策となります。**また、糖尿病をはじめとしたさまざまな身体疾患がうつ状態をもたらすことは、よく知られています。**慢性のうつ状態の患者においては、うつ状態を悪化させる身体疾患について検討することが必要です。

これとともに重要であるのが、飲酒の影響です。うつ病と飲酒の関係は単純ではなく、うつ病にアルコール関連障害が併発する場合もあれば、逆に飲酒の影響でうつ病が誘発するケースも少なくありません。

うつ病とアルコール関連障害が併存すると、飲酒によりうつ状態が生じ、このうつ状態から逃れるために飲酒するという悪循環に陥りやすいので、注意が必要となります。

5章　「パニック障害」について正しく知る

——なぜ10代後半〜20代に初発するケースが多いのか

パニック障害の症状とは？

パニック障害という病名は、最近になって使用されるようになったものです。それまでは、長らく「不安神経症」と呼ばれていました。

1990年代に「パニック障害」という用語が登場すると、そのキャッチーな響きが一般に広く受け入れられ、短期間のうちに浸透しました。

パニック障害の症状は、身体的な異常がないにもかかわらず、突然の動悸、呼吸困難、発汗、ふるえ、めまいなどのパニック発作を繰り返す、というものです。

最も頻度の高い身体的な症状は、**動悸と息苦しさ**です。発作の際には、強い不安や恐怖感を伴います。

パニック発作そのものは、数分から数十分でおさまります。病院の診察を受けても身体的な異常は見つかりません。それでも発作が起こっている最中は「このまま死んでしまうのではないか」「重大な病気にかかっているのではないか」と思うぐらい苦しいのです。

パニック障害の患者は、「また発作が起きるのではないか」という不安が強く、外出などの行動が制限されることもあります。これを**「予期不安」**といいます。

パニック発作は多くの場合、特定の場所や状況で誘発されます。特に、電車や飛行機などの乗り物、エレベーターなどの閉鎖的な空間が誘因となりやすいのです。こうした「パニックを起こしやすい状況」に対して不安を感じ、それを避けるために外出を控えるようになります。

◆どういう人がなりやすいのか

うつ病と同様に、パニック障害は、出現する頻度の高い一般的な疾患であり、多くの患者さんが存在しています。

また、改善率、治癒率が良好で、比較的「良性」の疾患といえます。

パニック障害の診断基準においては、上記のパニック発作が繰り返しみられる状態をパニック障害と定めています。ある時点での患者数は人口の2~3%程度といわれています(生涯有病率はさらに高くなります)。

パニック発作だけならば、10人に1人の割合で、一生に一度はパニック発作を起こすことが知られています。

パニック障害と、メンタルの強弱に関係はありません。タレントのＩＫＯさんが自らのパニック障害をカミングアウトしましたが、どちらかというと精神的に強靭なイメージがある方ではないでしょうか。

なお、発達障害の人がパニック障害を起こす比率は非常に高く、発達障害のない人の倍だといわれています。

また、うつ病とパニック障害を併存している例も非常に多く、パニック障害がうつ病の前駆症状として表れることもあります。

その場合、パニック障害で病院にかかっているうちに、徐々にうつ病の症状が顕在化してくる、ということがしばしばみられています。

先天的なもの？

パニック障害に、先天的な要因がないわけではありません。遺伝的な素因が関与しているという報告がいくつもあります。

しかし、原因らしいものがないのに発作を起こすこともありますし、ストレスがきっかけになることもあります。

さらに特定の物質や状態が、パニック発作を誘発することもあります。最も頻度が高い誘発物質は、コーヒーのなかに含まれるカフェインです。その他、睡眠不足や過労が重なって、パニック発作が誘発されることがあります。アルコールもパニック発作の誘因になるので注意が必要です。

直接的な発症のきっかけについては、「悪条件が重なって」発症するというケースが多いようです。

例えば、運悪く満員電車に閉じ込められて苦しくなった。動悸や息苦しさが強く出現したが、なかなか外に出られなかった。その後、その時の経験を機に電車のなかなどにおいてパニック発作が起こるようになった、というケースです。

一度こうしたパニック発作が生じると、誘発物質や環境的な要因によって、繰り返し発作が起こりやすくなるのです。

この現象は、人の心の動きを理解する上で、貴重な材料となります。

おそらく、「パブロフの犬」についての研究をご存知の人も多いでしょう。犬に餌を与えると同時にブザーを鳴らし続けると、やがてブザーを鳴らすだけで犬は餌をもらえると思い込み、唾液を垂れ流すようになる、というものです。

ここでは、「ブザーが鳴ると餌がもらえる」という「学習」によって、ブザーという聴覚刺激と唾液腺という本来は関係のないシステムの間に、新しい関連性が生じています。これは、条件づけの学習と呼ばれています。

実は、パニック障害も同じような現象なのです。いうなれば「悪い学習」です。満員電車のなかで、たまたま動悸と息苦しさが生じ、不安や恐怖感を覚えたとします。すると、「満員電車」と「動悸や息苦しさ、不安や恐怖感」という、本来は関係のない現象が結びついてしまうのです。

その結果、その人は電車に乗るだけで、あるいは駅に近づくだけで、パニック発作を起こすようになるのです。

完全に治る？　職場に相談する必要は？

パニック障害は、薬物療法などによって完全に治る人もいます。また、特に治療をしなくても、自然と症状がみられなくなる場合もあります。パニック障害の人が、自殺未遂や衝動行為などの問題行動に及ぶことはまれで、比較的治療しやすい疾患です。

ただし、完全に症状が消える症例は、おそらく全体の3分の1から半分程度の割合です。1〜2割は抗うつ薬、抗不安薬を服用して症状をコントロールしながら暮らしていくことになります。

パニック障害という「悪い学習」を治すには、一時的に困難な状況に立ち向かうことも求められます。例えば、服薬をしながら、苦手な状況である満員電車に乗ってみることが治療の第一歩となることもあるのです。

もっともこの場合には、初めから長時間の乗車は困難であるので、1駅だけなど短時間から練習をしていくことが重要です。

日常、無理を強いられることが少ない自営業や主婦の方は、どうしても無理をする必要がないために治療が進まないことが多いようです。むしろ、毎日の通勤を余儀なくされる会社員のほうが、治療のモチベーションが高くなります。

一方で、「外出先でパニック発作を起こすのではないか」という恐怖から部屋に引きこもってしまう人もいます。あるいは、電車に乗らずに出勤できるよう、自転車で通える距離の職場に変えた人もいました。

とはいえ、前述した通り、パニック障害は多くの人にみられるポピュラーな疾患です。上司や産業医に説明すれば、理解を得やすいケースが多いのではないでしょうか。症状によっては、通勤ルートを変える、出勤時間を変えるといった対処を相談することが望ましいでしょう。

幸いにも、発達障害やうつ病とは異なり、パニック障害のみの症状によって業務に支障をきたし、休職に至るということはほとんどないと思います。通勤などの辛さはありますが、パニック障害のために仕事を休むということにはならないということです。

実際には、「車内で具合が悪くなり倒れ、遅刻する」というケースは、まれではなくみられます。パニック発作の苦しみは「このまま死んでしまうのではないか」と思うほどのものですが、臨時の薬を飲み、駅で休んでいるうちに発作は必ずおさまります。救急車で運ばれ診察を受けることもありますが、救急病院に着いた頃には発作もおさまっていて、「体には異常ありません」と医師から告げられるのです。

大人になってから発症する人が多いのは、なぜ？

パニック障害の発症年齢については、**10代後半から20代に初発するケースが最も多い**ということが知られています。つまり、社会生活を始めたばかりの年代です。新しい環境に慣れないなかでストレスを積み重ね、発症に至るということなのでしょう。「無理をして寝不足になる」といった悪条件が重なることも、発作を誘発する条件になります。

以前、こんなケースがありました。20歳の頃にパニック発作を起こすようになり、短期間の入院治療を要した女性の例です。

もともと勉強が苦手で、中学での成績は振るいませんでした。私立の女子校に進学してもクラスに溶け込むことができず、1学期の途中から学校を休むようになり、やがて退学してしまいます。

彼女は「自分で働くから」ということで食品の製造工場に勤め始めましたが、先輩のパートさんにうるさく注意されるのを嫌い、すぐに退職してしまいます。郵便局でのアルバイトをしたこともありますが、やはり長続きはしませんでした。

そしてパニック発作が起きるようになったのが、20歳の時でした。内科を受診しても「異常なし」と診断され、精神科を勧められました。しかし、精神科で処方された抗不安薬を、彼女はきちんと服薬しませんでした。

その数カ月後に、家で母親と口論し、1人で外出しました。たまたま乗った電車のなかで、突然の動悸と吐き気、息苦しさに襲われました。同時に、そのまま死んでしまうのではないかという恐怖を感じました。この状態が10分あまり続いたため、駅で救急車を呼んでもらい、救急外来を受診しました。

病院で身体的な検査を行いましたが、異常はみられませんでした。いったん自宅に戻り抗不安薬を服用しました。しかしその後も同様の発作がたびたびみられ、発作が起きたらどうしよう、という不安が強くて外出できない状態が続くため、精神科に入院となりました。

入院後、状態は安定していてパニック発作はみられませんでした。検査に行く時や緊張した時に軽い動悸を覚えることはありましたが、以前のような発作はみられませんでした。徐々に外出をするようになり、1人で電車に乗っても発作は起きませんでした。そのため3週間あまりで病院は退院しています。短期間で症状が安定したのは、病院にいるという安心感と規則正しい服薬の効果によるものと考えられます。

◆文豪とパニック障害

昭和を代表する文豪である**谷崎潤一郎**は、青年期にパニック障害の症状がみられました。パニック障害は神経症の1つです。神経症とはドイツ語の「ノイローゼ」で、心理的な原因によって、さまざまな精神症状や身体症状が引き起こされる疾患の総称です。

後に谷崎には、パニック障害の他に、神経症の一種である強迫神経症の症状も出現しています。

前述したように、パニック発作は、特定の場所や状況で誘発されやすい性質があります。特に電車や飛行機などの乗り物が誘因となることがよくみられますが、このように特定の場所で起きることを、**「広場恐怖」**と呼んでいます。

谷崎には「広場恐怖を伴うパニック発作」がみられましたが、彼の短編小説「悪魔」には、その症状が詳しく述べられています。

この小説は、伯母の家に下宿している大学生の佐伯が、従妹の女性に翻弄されるストーリーです。佐伯が名古屋から東京まで汽車で旅行していた時のことでした。彼はパニック発作のため、何度も途中の停車駅で降りることを繰り返しました。

小一時間も電車に乗っていると、佐伯は汽車が恐ろしくて仕方なくなるのです。彼は、「もう堪らん。死ぬ、死ぬ」と叫びながら、車室の窓枠にしがみついたのです。

いくら心を落ち着かせようと焦ってみても、恐怖感が頭のなかを暴れ回り、わけもなく体が戦慄し、動悸が高じて、今にも気を失いそうになるのでした。

次の駅へ来ると、彼は真っ青な顔をして、命からがら汽車を飛び降りて、プラットホームから一目散に戸外へ駆け出して、はじめてほっとしたのです。こうして佐伯は途中駅で何度も宿泊したため、東京に来るまでに何日もかかってしまいました。

青年期の谷崎にも、この小説の佐伯と同様の症状がみられたのです。彼には汽車だけでなく、映画館や理髪店などの閉鎖空間も恐怖の対象になっていました。

別の短編小説「恐怖」には、このパニック障害の症状が「鉄道病」として記載されています。主人公の男性は、汽車に乗り込むやいなや、体中の血管は沸騰したようになり、冷や汗がだくだくとわいて、手足が悪寒に襲われて震え始めたのでした。彼には、自分の脳が今にも破裂するように感じられました。

中年期以降、谷崎のパニック障害は改善したのですが、かわってみられたのが強迫神経症でした。『細雪』など数々の名作を世に出した谷崎が、このような精神疾患に悩まされていたことは、意外であるとともに興味深いものがあります。

おわりに

ＡＤＨＤ、ＡＳＤなどの発達障害は、「疾患」「障害」といった側面を持つ一方で、個性というべきケースも少なくありません。さらに、発達障害の特性をうまく利用し、社会のなかで成功している人もまれではないのです。従って、治療においても、日々の生活のなかでも、重要な点は、自らの特性を知り、受け入れることです。

病院で発達障害と診断されたとしても、決して悲観する必要はありません。むしろ、現実の問題点への対応策を検討するきっかけにしてください。

日本ではまだこれからですが、世界的には精神疾患の重要性に対する認識が高まってきています。本書で取り上げたうつ病やパニック障害の出現頻度も、かなり高いものです。けれども、発達障害に対しても、他の疾患に関しても、一般社会や企業の理解は、まだまだ不十分です。今後の日本社会においては、疾患を伴う当事者が生活しやすい社会を作ること、さらに一度失敗しても、再度社会復帰ができるようなセカンドチャンスを持てる仕組みを考えることが求められていますが、そのための一助に本書がお役にたてれば幸いです。

岩波 明

青春新書
INTELLIGENCE

こころ涌き立つ「知」の冒険

いまを生きる

"青春新書"は昭和三一年に――若い日に常にあなたの心の友として、その糧となり実になる多様な知恵が、生きる指標として勇気と力になり、すぐに役立つ――をモットーに創刊された。

そして昭和三八年、新しい時代の気運の中で、新書"プレイブックス"にその役目のバトンを渡した。「人生を自由自在に活動《プレイ》する」のキャッチコピーのもと――すべてのうっ積を吹きとばし、自由闊達な活動力を培養し、勇気と自信を生み出す最も楽しいシリーズ――となった。

いまや、私たちはバブル経済崩壊後の混沌とした価値観のただ中にいる。その価値観は常に未曾有の変貌を見せ、社会は少子高齢化し、地球規模の環境問題等は解決の兆しを見せない。私たちはあらゆる不安と懐疑に対峙している。

本シリーズ"青春新書インテリジェンス"はまさに、この時代の欲求によってプレイブックスから分化・刊行された。それは即ち、「心の中に自らの青春の輝きを失わない旺盛な知力、活力への欲求」に他ならない。応えるべきキャッチコピーは「こころ涌き立つ"知"の冒険」である。

予測のつかない時代にあって、一人ひとりの足元を照らし出すシリーズでありたいと願う。青春出版社は本年創業五〇周年を迎えた。これはひとえに長年に亘る多くの読者の熱いご支持の賜物である。社員一同深く感謝し、より一層世の中に希望と勇気の明るい光を放つ書籍を出版すべく、鋭意志すものである。

平成一七年　　刊行者　小澤源太郎

著者紹介

岩波 明〈いわなみ　あきら〉

昭和大学医学部精神医学講座主任教授(医学博士)。1959年、神奈川県生まれ。東京大学医学部卒業後、都立松沢病院などで臨床経験を積む。東京大学医学部精神医学教室助教授、埼玉医科大学准教授などを経て、2012年より現職。2015年より昭和大学附属烏山病院長を兼任、ＡＤＨＤ専門外来を担当。精神疾患の認知機能障害、発達障害の臨床研究などを主な研究分野としている。

「金スマ」(ＴＢＳ系)、「世界一受けたい授業」(ＮＴＶ系)などテレビでもわかりやすさと信頼性で大人気。

著書に『天才と発達障害』(文春新書)等がある。

最新医学《さいしんいがく》からの検証《けんしょう》

うつと発達障害《はったつしょうがい》

青春新書
INTELLIGENCE

2019年7月15日　第1刷

著　者　岩《いわ》波《なみ》　明《あきら》

発行者　小澤源太郎

責任編集　株式会社プライム涌光

電話　編集部　03(3203)2850

発行所　東京都新宿区若松町12番1号 〒162-0056　株式会社青春出版社

電話　営業部　03(3207)1916　振替番号　00190-7-98602

印刷・中央精版印刷　製本・ナショナル製本

ISBN978-4-413-04573-5